統合失調症からの回復を願う家族の
10の鉄則

著
渡部和成

星 和 書 店

Seiwa Shoten Publishers

2-5 Kamitakaido 1-Chome
Suginamiku Tokyo 168-0074, Japan

10 Principles for Families Wishing Their Patients' Recovery from Schizophrenia

by
Kazushige Watabe, M.D., Ph.D.

はじめに

統合失調症は、思春期から青年期にかけて発症しやすい病気です。この発症時期では、人としての社会との関わりや自立の問題が、大きな心のストレスになりやすく、統合失調症の発症にも影響することが分かっています。こういった病気の社会的側面から、自然と、患者さんに最も近い存在であるご家族の統合失調症という病気への関わりがクローズアップされてきます。

そのような中で、ご家族と病気の関係で注意すべき大事なことは、ご家族に何か問題があったがために、患者さんが統合失調症になったということは全くないということです。つまり、ご家族は、患者さんが病気になった原因に責任があるということはないのです。

そうではなく、ご家族は、患者さんの統合失調症からの回復に寄与することができると考えることが必要です。もう一つ踏み込みますと、ご家族の患者さんへの関わり方が、患者さんが病気に打ち勝ち、社会性を向上させ、人生を前向きに生きられるようになるかどうかの鍵を握っているとも言えるだろうと思います。

言い換えると、ご家族が患者さんへの愛を、優しさで裏打ちされた粘り強い患者さんへのサポートにいかに変えられるかが、患者さんが統合失調症であるという認識（病識）を持ち、ご家族とともに頑張って病気を管理していけるかどうかに大きく影響するでしょう。

ご家族は、みんな患者さんの統合失調症からの回復を願っていると思いますが、その実現のためには、ご家族は、日常生活を送る中で具体的にどういうことに気をつければ良いのでしょうか。

この問いに答えるべく、本書では、これまでの統合失調症をテーマとした本で本格的には扱われてこなかったと思われるご家族の日常に視点を定めました。そして、患者さんの病からの回復を願うご家族が統合失調症治療を実践的な側面から理解して、明日のご家族の在り方のヒントを得ていただけるように、ご家族に日常生活の中で留意していただきたいことを「10の鉄則」にまとめました。

統合失調症の患者さんを持つ多くのご家族に本書を読んでいただき、ホッとして、ああそうだなあと納得して、本書で掲げる「10の鉄則」を心に留めて大事にしていただければと思っております。

少しでも多くの統合失調症の患者さんが、治療の鉄則を理解したご家族に支えられて二人三脚で、病からの回復に向かって頑張っていけるようになられることを祈っております。

統合失調症からの回復を願う家族の10の鉄則

鉄則1　統合失調症の治療は、教育－対処－相談モデルで理解しましょう

鉄則2　治療は、いつも患者さんとご家族との二人三脚で進めていきましょう

鉄則3　患者さんに寄り添って、患者さんを受容・共感し、愛の距離を保ってサポートできるlowEE家族になりましょう

鉄則4　常に諦めず、患者さんのレジリエンスに働きかけ続けましょう

鉄則5　薬物療法を過大視するのはやめましょう

鉄則6　患者さんが振り回されなければ、幻聴や妄想はあってもいいんだと理解しましょう

鉄則7　家族心理教育に参加して、苦労している家族は自分たちだけではないと分かり心の荷を下ろしましょう

鉄則8　家族会に参加して仲間を作り、うまく患者さんと付き合えている他の家族の真似をしましょう

鉄則9　自分たちだけで何とかしようと患者さんを抱え込まず、患者さんの回復について医療・行政・福祉スタッフにうまく相談していきましょう

鉄則10　患者さんが自分なりの人生を歩めるように援助しながら、ご家族自身の人生も大事にしていきましょう

目次

第3章　統合失調症治療で重要な家族の10の鉄則　17

第1章 子どもが統合失調症になった時

（1） 家族の反応と苦悩

我が子が、統合失調症などの精神疾患によって精神的変調を来《きた》していると考えられるときに、ご家族が素直に正しくその状況を受け止めることは、なかなか難しいのかもしれません。

ご家族は、ついつい、「（子どもは）今、ちょっと精神的に調子が悪いだけだろう」と思い込んで、子どもの状況に十分注意を払わなかったり、「ただ怠《なま》けているだけだ」と子どもに対して怒ってしまったり、「軽いうつになっているようだ」とポピュラーな重大ではない病気にあてはめたりしがちです。そうすると、子どもの精神的変調を治療し改善するための適切な判断が遅れてしまうことになります。

このようなご家族の態度には、どんなことが影響しているのでしょうか。

統合失調症が思春期から青年期の子どもに発症する際に、病気の症状として、「眠れない」、「イライラする」、「なんとなく不安だ」、「気分が落ち込む」、「引きこもりがちになってしまう」などの、どんな心の病気に現れてもおかしくない非特異的な心や行動の変化以外は目立たないことがよくあるということが最大の影響要因として挙げられます。

その他の要因では、少なくとも次の三つのことが、精神的に不調を来している子どもに接した時のご家族の判断に影響しているのだろうと思います。

まず、第一に挙げられることを説明しましょう。

心は人が生きるためのバックボーンです。それで、人は、本来心が異様に壊れてしまいそうになることに大きな恐怖感を持つでしょう。そのため、ご家族は、精神的にいつもと違う子どもの様子を「異様だ」とは認めたくないということになってしまうと考えられます。

そして、第二には、次のようなことがあるでしょう。

専門家は、統合失調症は一〇〇人に一人に発症する稀《まれ》ではない精神疾患で、最近はその症状は軽症化しており、うまく治療すればかなりの人が回復できる病気だと分かっていいます。しかし、一般社会では、今なお、統合失調症は不当に偏見の目で見られ、誤解され、理解しがたい恐ろしい不治の病だと忌み嫌われてしまっています。このような社会的背景があって、ご家族が子どもの状況を統合失調症などの精神病によるものかもしれないとは考えたくないということがあるでしょう。

第三には、次のようなことが挙げられます。

我が国の社会では、精神科病院は、現代病となりつつある心の病を癒すことを専門とする病院としてではなく、今なお狂気の人を閉じ込める社会から隔離された特殊な施設のように捉えられてしまっているようです。このことから生じる恐怖感から、いまだに精神科病院の敷居が高いままとなっています。それで、ご家族は受診することに要《い》らざる苦痛を感じてしまい、精神科病院への受診をためらい遅らせてしまうこともあるのだろうと思います。

一方、患者さん自身はどうでしょう。

心は人としての尊厳に関わっていますから、自分の心が変調を来しているとは、人間としてなかなか認めたくないでしょう。ましてや、自分が統合失調症などの精神病に罹《かか》っているとは認めがたいのでしょう。これには、患者さん自身も社会の一員ですから、統合失調症への偏見を持つことから免れていないことが大きく影響しているでしょう。

ところで、自分の心が圧倒され自分の存在が脅かされそうな恐怖の体験の解釈が間違っていると指摘されてしまうと、患者さんは、立つ瀬がなくなってしまいます。患者さんは、そう解釈しなければ、自分を守ることができないのでしょうから。

こういった意味では、患者さんが自分の精神的変調を認めようとしないことは、無理もないことなのかもしれません。

ご家族がそのような患者さんに精神科病院を受診させることは、大変なことに違いありません。このようなことも、ご家族が患者さんに精神科病院を受診させることが遅れてしまう要因となるでしょう。

患者さんに精神科病院を受診させるときのご家族の苦悩と苦労については、以上のようなことがその背景にあり、複雑だろうと考えられますが、ご家族が子どもの状況について精神科病院に相談することを遅らせてしまうことは、子どもの人生にとって不幸なことです。

ところで、統合失調症の発症を挟んでの五年間は、特に臨界期《りんかいき》と言われ治療上大事な時期だとされています。つまり、この時期に治療を開始できることが、患者さんの病気の予後（病気の行く末）を良くすることにつながるとされているのです。統合失調症治療でも、早期発見・早期治療が重要だということです。

精神科病院への受診をスムーズに行えるようにするには、社会の啓発による日本人全体の意識改革が必要なことはもちろんです。しかし、それを待っていては、ご家族は、今目の前にいる精神的変調を来している子どもを救うことはできません。

なかなか大変だろうとは思いますが、ご家族は、頑張って、統合失調症の発症が疑われる患者さんである子どもを、なるべく速やかに精神科病院の受診につなげていくことが必要です。

（2）子どもを受診させるための家族のかかわり

ご家族は、子どもの病的な状況から目を背けることなく、子どもにうまく関わっていきましょう。そして、ご家族は、子どもが気になること、不安に思っていること、困っていること、恐怖に感じていることをうまく聴き出せるように、子どもの言葉を否定することなく肯定することもなく耳を傾けて十分に聴くようにしましょう。否定しては、子どもは分かってもらえないと怒りだすでしょうし、肯定しては、ご家族が子どもに振り回されることになって、子ども自身も抑制が利かなくなってしまいます。ご家族が、ただひたすら聴くことによって、子どもは落ち着いてくるのです。

このようにして、ご家族は、子どもに「あなた（子ども）の気持ちは、ちゃんと受け止めているよ。分かっているよ」と、精神的不調の背後にある子どもの気持ちを親として十分に理解できていることを、優しく子どもに伝えられることがまず必要です。

統合失調症などの精神病では思考や感覚の異常があるのですが、これらの異常をうまく軽減するには、それらにまつわる不安や興奮をやわらげた後に、こだわっている思考や感覚から注意をそらすことが有効です。ですから、耳を傾けて聴くことをきっかけにして、ご家族は、患者である子どもを安心させ落ち着かせつつ、ご家族への信頼を高め、「専門家に相談した方が、早くあなたの心の苦痛を取り除くことができると思うよ」と子どもに語りかけ、子どもに納得してもらって、精神科病院の受診につなげられるようにしましょう。

しかし、ご家族が苦労して説得した結果、子どもに精神科病院を受診させることができたとしても、子ども自身が病気であることを認めず治療の必要性を理解せず、その後の治療が続かないこともよくあります。

そうなってしまうと、ご家族は子どもの専門的治療を諦《あきら》め、患者である子どもを抱え込んでしまうことになりがちです。そして、手の打ちようがなくなったご家族は、日々不安と焦りとイライラと絶望に押し潰《つぶ》されそうになってしまうでしょう。

ここで、ご家族と子どもの間で治療をめぐるやりとりが進展せず、膠着《こうちゃく》状態に陥ってしまっているのを仕方がないとしてしまっては、時間がただ過ぎていくことになりかねません。場合によっては、何年も子どもの治療ができないまま経過してしまうでしょう。

そのような中で、子どもの病状も悪化してしまって、ご家族は「自分の人生は、こんなはずじゃなかった」、「どうして、こんな目に遭わなければいけないのか」、「もう駄目だ」などと、統合失調症の患者さんを持ったことで、頭を抱えて嘆いてしまうような辛《つら》い状況になってしまうかもしれません。

どうか、状況を打開するためにご家族の目を外へ向けてください。

このような場合、ご家族はどのようにすべきでしょうか。

まずは、ご家族が変わることから始めましょう。

そんな悠長《ゆうちょう》なことでいいのか、どうして変わるのが子どもではなくて家族なのかと、いぶかる方がいらっしゃるだろうと思います。

しかし、急がば回れです。これが一番です。

患者である子どもを変えるために、まずご家族が変わるのです。

少なくともご家族は、その苦悩を乗りこえ、統合失調症という病気について正しく理解し、患者である子どもが最良の治療法を受けられるべく、子どもをサポートできるようになろうと頑張って勉強して、自分を変えていく必要があるのです。患者である子どもが治療を拒否し、とうてい病気を受け入れるはずがないと思われてもです。

ご家族が頑張っている姿は、必ずや子どもに伝わり、だんだんと子どもは変わってくるはずです。時間がかかることもありましょうが。

第2章 統合失調症をどう理解し、どう治療すべきでしょうか

(1) 統合失調症をどう理解すべきでしょうか

精神科病院での一般的検査では、客観的異常を示すことができない脳の病気です

統合失調症は、脳の機能的異常によっておこる病気だと言われています。つまり、統合失調症は、脳というからだの器官の病気であるということです。

しかし、統合失調症には脳の機能的異常があるといっても、精神科病院で行う脳機能検査である脳波では、特徴的な異常などは見つかりません。

また、統合失調症患者の脳の体積を詳しく計測した研究で、病気と関連した脳の萎縮《いしゅく》が

前頭葉《ぜんとうよう》や側頭葉《そくとうよう》などでみられるという報告もありますが、誰の目にも明らかなそのような脳そのものの形態的、器質的変化は、一般の臨床的検査である脳のＸ線ＣＴ（コンピュータ断層撮影）やＭＲＩ（磁気共鳴画像）検査などで発見されることはほとんどありません。

最近ごく一部の精神科で実施できるようになった光トポグラフィー検査（近赤外光を用い脳血流量の変化から脳機能を調べる検査）は、かなりの確率で統合失調症患者と健常者との間で差がみられ、統合失調症の補助診断となり得ると言われていますが、まだ一般的検査とはなっていません。ここで大事なことは、その検査結果により、統合失調症の患者さんの治療法が大きく変わるわけではないということでしょう。

以上をまとめますと、統合失調症は、特殊な検査により脳の異常を示せる可能性が出てきましたが決定的ではなく、今なお一般精神科病院の臨床検査では脳に関する異常データを客観的に示すことができない病気だと言えます。

統合失調症の原因は不明です

これまでの研究から、統合失調症になった時にみられる脳の機能的変化としては、ドーパミンという脳内神経伝達物質（脳の中にある神経細胞間で信号を伝える物質）についてみられ、大脳の深部にある大脳辺縁系《だいのうへんえんけい》という場所ではドーパミンのはたらきが上昇しており、大脳の前方部に位置する前頭葉ではドーパミンのはたらきが逆に低下しているということが分かっています。このようなドーパミンの変化を統合失調症発症の原因とする考え方をドーパミン仮説と言います。

他にも、統合失調症の発症について説明する色々な考え方（グルタミン酸仮説、神経発達障害仮説など）が提出されていますが、あくまでも仮説にすぎません。また、最近では、統合失調症に関係している遺伝子を見つけたという報告もあったりしますが、決定的なものとはなっていません。

ですから、統合失調症の原因は、未だ不明だと言えます。

統合失調症は心の病気です

統合失調症の症状は、心や行動の異常現象として現れます。したがって、統合失調症を心の病気としても捉えることが、治療をしていくうえで必要なことでしょう。

統合失調症では、脳の病気としての前頭葉や大脳辺縁系などの機能異常の結果として、心の病気としての知覚や思考の異常（幻覚や妄想）や、心や感情の変化、行動の異常（猜《さい》疑《ぎ》的・攻撃的行動や引きこもりなど）が症状として現れると理解すると良いでしょう。

ただし、統合失調症では、他の心の病気とは違って、患者さん自身が、心や行動の異常現象をどんなにご家族や周囲の人によって指摘されても認めることができにくいことが問題です。

統合失調症は慢性の病気です

統合失調症は原因不明ですから、原因になることを除去し根治させることができません。統合失調症は長期間にわたって、あるいは生涯にわたって、症状を軽減させるための対症療法による治療を続けていく必要がある慢性の病気（慢性疾患）だと言えます。

ですから、統合失調症は、患者さん自身が病気を正しく理解して、病気であるという認識（病識）を持って、継続して治療していく姿勢を維持していくことが必須である病気だということになります。

このことが、統合失調症治療の最大のポイントであり、難しいところでもあります。

（2）統合失調症はどう治療すべきでしょうか

薬物療法と心理社会的治療法としての患者心理教育

今述べたように、統合失調症は、脳の病気であり、かつ心の病気です。ですから、統合失調症の治療では、脳というからだの器官の病気として、脳に作用する物質である薬（抗精神病薬）を用いた薬物療法の効果が、ある程度期待できます。同時に、心の病気としては心理社会的・人間関係的側面からの治療が必要だということになります。

現在多く使用されている統合失調症治療薬は、ドーパミン仮説に基づいて作られていますが、あくまでも病気による脳内物質ドーパミンのはたらきの変化を修正することで病状を改善しようとする対症療法のための薬にすぎません。ですから、そのような根治薬（飲めばピタリと治る薬）ではない薬のみに治療を任せる、言い換えれば、患者さんの人生をかけてしまうのは、良いことであるとは、とうてい思えません。

薬以外による治療としての心理社会的治療の第一歩は、患者さんが、自身および周囲の人や事物についての考えや解釈とそれに基づく行動は病気の症状であること、つまり、患者さんの心の異常現象の結果作り上げられた心の世界で判断したことであり、現実世界の客観的真実とは異なっているということを、きちんと理解できるようになることから始まります。

そのような心理社会的治療法としては、患者さんが、統合失調症を人間的な病気（患者さんが病気をいかに理解し、病気といかに付き合えるかが治療上重要となりますので、「人間的」と言えます）として受け入れ[11]、患者さんが病識を持てるようになり、症状への対処術や病気の管理法を身につけられるようになるための患者心理教育[7-21]が有効です。

そして、ご家族をはじめとする周囲の人々から患者さんに向けられる心が、心理社会的治療を進めていくなかで、薬と同じように治療上有効にはたらくことが期待されます。

薬物療法の統合失調症治療での位置づけ

患者心理教育が重要な治療法であるとしたとき、薬物療法の統合失調症治療での位置づけについては、どう考えれば良いのでしょうか。

薬物療法は、治療開始時に患者さんの病状を軽減し、患者さんを落ち着かせるためには欠かせないものです。しかし、治療全体を通して見たときには、薬物療法は、目立つ幻聴や妄想などの症状をなくすために必要なのではなく、患者さんが、患者心理教育などに参加し学び、病気に打ち勝とうとする努力をし続けられるための態勢を作り維持するために必要なものと、位置づけられるべきでしょう。

第3章　統合失調症治療で重要な家族の10の鉄則

鉄則1　統合失調症の治療は、教育―対処―相談モデルで理解しましょう

（1）教育―対処―相談モデルとは

統合失調症は、教育―対処―相談モデル（図1）で治していくことが理想的です[19, 20]。このモデルは、私が統合失調症治療の大事な構成要素としての患者・家族心理教育を十年間続

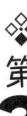

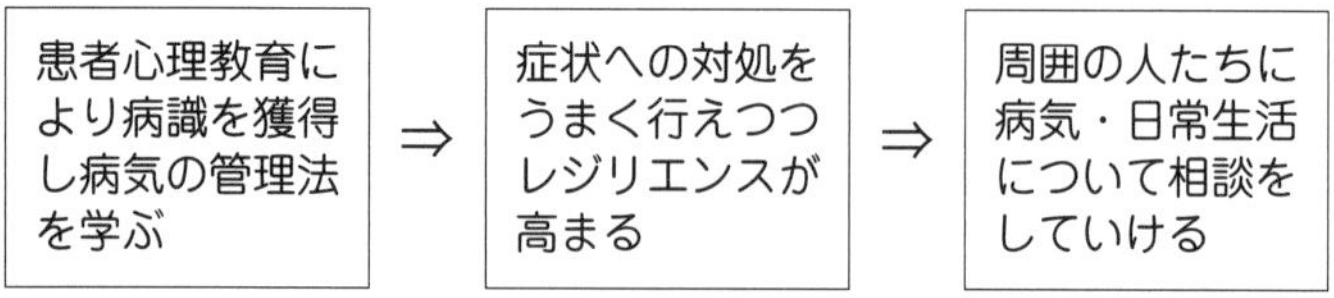
患者心理教育により病識を獲得し病気の管理法を学ぶ
⇒
症状への対処をうまく行えつつレジリエンスが高まる
⇒
周囲の人たちに病気・日常生活について相談をしていける

図1．教育–対処–相談モデルでの患者さんの回復への道筋

けてきて、考えまとめあげた統合失調症の治療方式を表しています。言わば、私の治療法のエッセンスです。

詳しく説明しますと、教育－対処－相談モデルとは、「統合失調症の患者さんが、患者心理教育を受けることにより病識を持ち、統合失調症という病気を受け入れ、幻聴や妄想などの症状に対処する技術を身につけ、うまく対処していき、病気なのは自分だけではなく仲間と一緒に回復に向かうことができると気づけば、患者さんのレジリエンス（抗病力、自然治癒力：第3章の鉄則4を参照してください）が高まり、病状が安定し、患者さんは周りの人にうまく病気や生活について相談できるようになるであろう。患者さんがうまく相談し続けられていることが回復していることである」という統合失調症治療の実践論を説明するものです。

患者さんが周囲の人々にうまく相談できている姿こそが、(注)ノーマライゼーション（健常者とともに生きること）であり、統合失調症から回復している状態、言い換えれば、「統合失調症の治っている姿」だと言えますし、このようになることが統合失調症治療の目標であると思います。

ですから、統合失調症治療は、決して薬物療法だけで事足りるものではありませんし、薬以外の心理社会的治療が重要だということも「教育－対処－相談モデル」は示しています。

薬だけで何とかしようとすると、患者さんに飲んでもらう薬の用量は、おそらく大量になってしまうでしょう。それで患者さんの病気が良くなればいいのですが、なかなかそうはいきません。薬は、症状への対処法を教えてくれるはずがありませんし、相談の大切さを教えてくれもしません。また、大量の薬を飲むことになれば、患者さんは薬によって化学的に押さえつけられ、常に横たわっていたり一日中ボーッとしていたりすることになりかねません。この場合は、ご家族からは患者さんが一見楽になっているように見えるかもしれませんが、患者さんの人生は台無しになってしまっているでしょう。

（注）ノーマライゼーション（normalization）：もともとは、知的障害者に健常者と差のない環境・生活条件を与えることを表す用語として使われたもの。統合失調症からの回復の場合でも、患者が健常者とともに生きられるようになることが治療目標であることを説明する言葉として、ノーマライゼーションという用語が最適である。

患者心理教育で、患者さんは、病気から良くなるための薬以外の大事なことを知り、症状に対処する力の重要性に気づき、相談することの大切さを意識できるようになれば、たとえ症状は存在していても、自分の人生を大事にしていけることの幸せを感じることができるでしょう。症状があることは辛《つら》いことでしょうが、症状に振り回されなければ、自分の人生を生きることができます。さらに、症状にうまく対処すれば症状が減り、ひいては症状が消えるかもしれないのです。このような理解の仕方ができるようになることが、患者さんが統合失調症を治療していくうえで大切なことだろうと思います。

（2）「ストレス－脆弱性－対処モデル」と「教育－対処－相談モデル」の違い

ところで、これまで、最も信頼されてきた統合失調症のモデルは、ストレス－脆弱性《ぜいじゃくせい》－対処モデルです[4]。このモデルは、原因不明だけれども生まれながらの脳の器質的問題を背景とした発症の脆弱性（ブルネラビリティー：発症危険性）を持つ人に、対処能力（レジリエンス：発症抵抗性、抗病力）を超える過大なストレスが加わると統合失調症を発症するという考え方です。また、生まれつき統合失調症の発症しやすさのある患者さんに、過大なストレスが加われば統合失調症が発症するが、レジリエンスが高ければ発症しないかもしれないし、対処がうまくいけば病状が増悪しないかもしれないということにもなります。

このモデルでは、病気の発症メカニズムは理解できますが、実践的具体的な治療法や治療ゴールはよく分からないでしょう。

この点で、患者さんやご家族や医療者にとっては、先に述べた教育‐対処‐相談モデルで理解した方が治療をうまく続けていくことができると考えられます。教育‐対処‐相談モデルは、患者さんは孤立しないでみんなで回復へ向けて頑張っていこうという、治療での集団の力とコミュニケーションの効果を内に含ませた実践的側面からの治療論となります。

しかし、ストレス‐脆弱性‐対処モデルを無視するのではなく、「ストレス‐脆弱性‐対処モデル」と「教育‐対処‐相談モデル」の二つをドッキングして、統合失調症の発症・治療・回復について理解していくと万全だろうと思います。

（3）教育－対処－相談モデルの基本は患者心理教育です

教育－対処－相談モデルの基本は、当然ながら患者心理教育です。では、教育－対処－相談モデルに適した患者心理教育は、どのような方法で行われるべきでしょうか。

医師または医療者が患者さんに知識を教えてやろうという態度で行っては、患者心理教育はうまくいきません。

患者心理教育で大事な条件を列挙してみましょう。

第一に、患者一人を対象としての心理教育はうまくいかないだろうと思います。患者の集団で心理教育を行うことが大切です。

第二に、患者は患者から学ぶことが有効です。いわゆるピアサポート（同じ経験をした人が援助すること）を利用することが重要だということです。ピアサポートが有効ですが、患者心理教育を実施するたびに適切な人（患者さん）を見つけて、頼んで、患者心理教育のために来てもらうのは大変です。

第三に、症状を体験として捉え、体験であれば対処の仕方を変えることによって、体験は変わるという考え方――すなわち認知療法――が有効です。

患者心理教育の大事な条件

一、患者の集団で心理教育を行う
二、患者は患者から学ぶことが有効
三、認知療法が有効

これら三つの条件を一つにまとめますと、患者心理教育としては、**ビデオ利用型認知集団精神療法**[16]というスタイルが良いことになります。ビデオ利用型認知集団精神療法とは、統合失調症だと自ら名乗り頑張っている患者さんの姿が見られるビデオを、プログラムに参加している患者さんが集団で見てコメントし合うという形式の治療法です。

ビデオ利用型認知集団精神療法では、ただビデオを映写しさえすればピアサポートの効果が得られるわけですから、簡単で効果的です。この治療法は、集団の力を利用して、症状を体験として捉え対処する方法の大事さに気づくことを促す治療法だと言えます。

このような認知集団精神療法としての患者心理教育が、統合失調症治療の根幹の一つとなり得ると考えられます。

ところで、統合失調症では、幻聴や妄想という症状が消えてなくなることはないだろうと、私は思っています。したがって、患者さんが病から回復するためには、いかに幻聴や妄想に振り回されずに、現実社会に参加していけるようになれるかが大事です。

そうしますと、うまく幻聴や妄想に対処しつつ病気を管理できている他の患者さんの方法を真似《まね》ることが、回復するうえで効果的です。

「真似る」が統合失調症治療のキーワードとなります[19]。

私が行っている患者心理教育のプログラムには、「幻聴君と妄想さんを語る会」や「幻聴教室」などがありますが、いずれも認知集団精神療法として行っています。患者さんの集団を対象とした認知療法です。

症状（幻聴や妄想）を体験として捉え、体験であれば対処法を変えることによって体験は変わるはずだから、対処の仕方を考えていこうということが、認知療法の基本的な考えです。

私の患者心理教育のプログラムでは、この考えに従って患者さんたちが集団で話し合いながら対処法を学びます。これらのプログラムに参加することで、「他の患者さんを『真似る』ことは良いことなんだ。そうすることで、病気から回復できるんだ」ということが分かります。

「真似る」ことが、うまく症状に対処できるようになることの第一歩と言えるでしょう。では、患者心理教育に参加しない入院・通院患者さんは、どうしたら良いのでしょう。私は、その患者さんに病状が似ていて、かつ症状にうまく対処し回復へ向け頑張っている他の患者さんのことを話し、そういう患者さんの姿を「真似る」ことが一つの方法だと、診察のときに患者さんに説明するようにしています。

◉「幻聴君と妄想さんを語る会」の効果が分かる症例

私が行っている患者心理教育のプログラムの中で、最も重視しているのがビデオ利用型認知集団精神療法の「幻聴君と妄想さんを語る会」（次の項目（4）を参照してください）です。また、患者心理教育のすべてのプログラムに参加した患者さんにアンケートをしましたところ、約四〇％の患者さんが、「幻聴君と妄想さんを語る会」が一番良かったとの感想を述べていました。

このプログラムには、これまでにのべ四千人ほどの統合失調症の患者さんが参加していますが、一番印象に残っている患者さんのケースを用いて、「幻聴君と妄想さんを語る会」の治療効果についてお話ししましょう。

この患者さんは、五十代の女性です。ある時から、「家にいると、盗聴や盗撮をされているし、隣人が壁を叩いて嫌がらせしてくる。外出すると、見張られていたり、ストーカーされたりする」と言い出し、転居を繰り返していました。それで、実家に戻ったのですが、一年後ごろからは、喋《しゃべ》らなくなって昼夜逆転した生活になり、食事を取らず風呂にも入らなくなりました。

翌年、近くに住む妹さんが心配して、知人の力を借りて車に乗せ、私のもとに連れて来ました。しかし、受診を拒否し車から降りようとしませんでしたので、看護師に連れ出されて医療保護入院となりました。

入院八日目の診察では、「三～四年前から盗聴が続き苛々《いらいら》していた。軽い安定剤と睡眠薬が欲しかった。実家では大丈夫だったのに、妹は自分のことを何も知らないのだ。妹の言うことの方がおかしい」と述べ、病識がなく、怒っていました。

入院十四日目の朝の診察時には、「大分良い。実家にいる時は音が聞こえたり命令されたりして酷《ひど》かった。今は全くないから、入院して良かった」と述べ、状態は良くなったといいますが、病気であるとは認めていませんでした。同日、診察の六時間後に開催された「幻聴君と妄想さんを語る会」に初めて参加し、ビデオを見た感想として、次のような発言をしました。「ビデオの人には、自分と似ているところがあった。前は、自分だけがこんなふうなのだという想いがあったが、今は、自分だけじゃなく、似たような人はいっぱいいるのだと分かった。自分は病気なのだ」と述べました。たった一回ビデオを見ただけで、病気を受け入れることができたのには、大変驚かされました。

翌週（入院二十一日目）の診察時、「ビデオがすごく効いちゃった。ビデオを見たことで自覚が始まった。人生が明るくなった。驚きの自覚だ。自分だけ特別だと思っていた。あきれて物が言えないほど自分はどうかしていた。幻覚・妄想だったと分かった。病棟の中では、人と比較して自分はまともだと思うだけで、自覚することは絶対無理だったと思う。入院する直前は、隣の人の声が自分のことを言っている、誰かが指示している、テレビを通じて自分に言ってくる、と思い込んでいた。今は全くない。ビデオを見た途端に余計良くなった」と述べるなど、しっかり病識を持つことができていました。

患者さんは、二カ月ほど入院治療した後、退院しました。

退院後は、実家に帰り、母親と二人で生活しています。退院して六年ほど経ちますが、今は月一回一人で数時間かけて、私の外来に通い続けています。そして、「薬をきちっと飲み、リズム良く生活し日課をこなし運動もして、元気に暮らしている」と、笑顔で私に説明してくれます。また、「入院中に見たビデオのことは、いまだに覚えている」と私に話しています。

この症例にみられるように、「幻聴君と妄想さんを語る会」は、自然な病名告知の場となり有効です。プログラム終了後に、この患者さんのような意見を言う方はたくさんいます。

◎「幻聴教室」の効果が分かる症例

三十代の女性です。二十年前に、うつ状態で発症しＡ病院を受診しました。その後、三カ所のクリニックを受診しましたが、ほとんど服薬していませんでした。その四年後からは、「母親に殺される」「人に悪口を言われる」との幻聴や妄想が出現しました。一年前に上京し、Bクリニックを受診しました。薬を処方されていましたが、服薬は十分ではありませんでした。しかし、幻聴、漠然とした恐怖、抑うつ気分、希死念慮《きしねんりょ》を訴え、ある年の一月当院を受診し任意入院しました。

入院翌日、「薬は悪い感じではない。頭の中は、何かでいっぱいな感じ。音楽の幻聴がある。矛盾した言葉が浮かんでくる。入院してホッとした。入院前は何かに怯《おび》えていたが、今は、そのようなことはない」と述べ、幻聴や思考障害はあるが恐怖感は軽減したようでした。同日、患者心理教育に参加しましたが、「混乱していた」と言い、内容はよく分からなかったようでした。

入院二日目、「音楽の幻聴は減ってきた。頭の中が気持ち悪いということはない。よく眠れたら落ち着いた」と述べ、やや落ち着いてきました。

入院四日目、「幻聴は減って、薄ぼんやりしている。今は見られている感じはない」と幻聴・妄想・思考障害が全体的に軽減したようでした。

入院九日目、幻聴教室に参加しました。

入院十日目、「(幻聴教室に出て)幻聴の原因が分かったことに感謝している。幻聴はありません」と述べていました。

入院十七日目、退院しました。

この患者さんは、患者心理教育に参加したことで、幻聴という体験について理解でき、幻聴への対処法を学べた結果、楽になったようでした。そして、十六年間悩まされ続けてきた幻聴が消失したことから、二～三週間という短い入院期間で退院できたということです。

このように、幻聴を医学的に勉強するのではなく、幻聴という体験とそれへの対処法について、患者さんの集団の中で語り合いながら学ぶということが、効果的なのでしょうし、患者さんに支持されるのだろうと思います。

「新しい集団精神療法」の効果が分かる症例

五十代の男性です。

三十年前、「電車の中で悪口を言われている」という幻聴(本人ははっきりと幻聴とは認めていない）や「監視されている。追われている」という被害妄想が出現し、Aクリニックを受診しました。

九年前Bクリニックに転医しました。通院していましたが、ある年の一月、引きこもって、不安、抑うつ、希死念慮、被害妄想がひどくなりました。「助けてくれ」と言い続けるため、当院に入院することになりました。

入院時には、「周りが騒がしいと、自分のことを言っているように思えた。聞こえるというのとは違っているように思う」と述べ、被害的幻聴があるようでしたが否認していました。

入院二日目、「入院する前は、周りの喋り声が気になって、一年間寝たきりだった。この先どうなってしまうのだろうという不安が強くなって、『助けてくれ』と言い続けていた」と述べ、長期間不安があり自閉的であったことを打ち明けました。

入院五日目、「死にたいということはない。周りが気になることもない」と述べ、少し落ち着いたようでした。

入院九日目、「幻聴君と妄想さんを語る会①」に参加しました。

入院十日目、診察時、「昨日、ビデオを見たが、患者が話をしているビデオを見たのは初めてだ。自分と同じ想いをしている人がいることを実感した。（幻聴や妄想については）気にしないことが一番だと思う」と述べていました。

入院十六日目、「幻聴教室」に参加しました。

入院十七日目、「昨日、教室に出て、幻聴への対処法が分かった」と述べました。

入院二十五日目、「新しい集団精神療法」に参加しました。

入院二十六日目、「昨日、スライドで勉強したが、内容はよく分かった。統合失調症の原因については、かなり研究されているんだなあと思った。今まで、統合失調症の本をたくさん読んだがさっぱり分からなかった。スライドやビデオは分かりやすくて良い。五十歳を過ぎると再発が減っているのが分かって不安が減った。少し安心した。以前は、遠くにいる人の声がしていた」と笑顔で述べ、自身が経験した幻聴について、ごまかさずにはっきり言えるようになっていました。

入院四十六日目、退院しました。

この患者さんは、「新しい集団精神療法」というインフォームド・コンセント（説明と同意）を兼ねて、スライドと「治療の栞《しおり》」（症状・薬の効果・回復について説明したもの）を用いて統合失調症について詳しく勉強し、「治療戦略ノート」（回復するために必要なことをまとめたもの）を作成するというプログラムに参加したことで、病気の経過について理解でき、不安が減り元気になったようでした。そして、自分の病的体験を隠すことなく素直に表現できるようになったようです。

このように、心理教育では、平易な内容にして患者さんに教えるのではなく、少しぐらい難しくても病気について詳しくきちんと説明することが、治療上効果的で大事なことです。

（4）患者心理教育のポイント

一般的には、患者心理教育には、個人を対象としたものと集団を対象としたものの二種類があります。私は、統合失調症の患者さんに対して患者心理教育による治療効果をあげるには、患者心理教育は集団を対象として行われるべきだと思っています。

このことについて、私の行っている患者心理教育（五つのプログラムがあります：表1、表2）で説明しましょう。

表1．患者心理教育の五つのプログラム

・**幻聴君と妄想さんを語る会**：統合失調症の患者が、自分の体験（症状）と対処法を話しているビデオ（幻聴、妄想、暴力、自閉、回復がテーマ）を見た後、参加患者の意見や感想を述べ合う会。感情レベルでの自然な病名告知となる。

・**幻聴教室**：冊子を用いて、幻聴を症状ではなく体験として受け止め、対処法を学ぶ会。

・**新しい集団精神療法**：スライドを用いて、統合失調症の疾患理解・治療法・リハビリなどについて学ぶ会。治療の栞と治療戦略ノートを用いて、スライドで勉強したことを復習確認することも行う。

・**フォーラムS**：幻聴君と妄想さんを語る会に参加したことがある患者が集まり、精神症状と日常生活についてフリートークする会。話し合うテーマは、参加患者から募集しているので、毎回異なり、何になるかは会が始まるまでは分からない。

・**栄養健康教室**：スライドを用いて、肥満防止のための栄養摂取法と運動法について勉強する会。BMI、有酸素運動について学ぶ。

（すべてのプログラムは、入院あるいは通院している15人～25人の統合失調症患者を対象として行っている）

表2．私（著者）が行っている患者心理教育（「統合失調症に負けないぞ教室」）の内容

6回1クール；毎週火曜日　15時30分～16時30分に開催
第1回　幻聴君と妄想さんを語る会①
第2回　幻聴教室
第3回　新しい集団精神療法
第4回　幻聴君と妄想さんを語る会②
第5回　栄養健康教室
第6回　フォーラムS

私の行っている患者心理教育は、統合失調症の病名告知を受けた患者さんが、入院しているか通院しているかには関係なく集まって十五～二十五人の集団で勉強するプログラムとなっています（ほとんどの患者さんが、病名告知を受けてはいても、統合失調症であることをまだ受け入れきれていない段階にあります）。

患者さんが集団で勉強する効果としては、次のようなことが挙げられるでしょう。

①みんなで勉強していくので、自分一人では続かないかもしれないことも続けることができる。仲間の力を利用できる。

②同じ病気を持つ患者ばかりなので、患者教育の場では緊張を和らげて話すことができる。参加者の均質性による安心感が得られる。

③自分と同じように苦しいけれども頑張っていこうとしている他の患者の姿を見て、その発言を聞き共感することができる。自分の教師役の患者を見つけることができる。
④「あの人は変なことを言っているように思えるが、自分の言っていることもおかしいかもしれない」と感じるようになる。自分の反面教師の患者もいる。
⑤ビデオを見て意見を述べ合う時（「幻聴君と妄想さんを語る会」というプログラムで）は、ビデオの中の集団での患者の話し合いの場を今ここの参加患者による集団での話し合いの場に融合することができるので、より大きな集団の力を利用することができる。
⑥参加者に了解してもらって、患者の名前を書いたネームプレートをお互いの名前が分かるように自分の前に置いてもらっている。それで、私が患者の意見・感想を聞くときに、患者の名前を呼ぶことができる。さらに、このことが、集団における参加患者の凝集性や親密性を高めることにつながって、患者の仲間意識を高めることができる。

このような理由で、統合失調症の患者心理教育は、患者さんの集団を対象に行うことが効果的だと言えます。

（5）クライエント・パスについて

普通一般科の病院では、以前からクリニカルパス（注）が当然のように行われています。現在では、精神科病院でもクリニカルパスが行われるようになってきています。

しかし、クリニカルパスは、入院医療において、あくまでも医療者が患者さんを評価し指示するものであって、患者さんはいつも受け身です。しかも、クリニカルパスでは、患者さんの個々のニーズが拾えないし患者さんの顔が見えてきません。ですから、私は、クリニカルパスは患者さんにあまり恩恵のないものだろうと思っています。

それで、私は、統合失調症の入院治療においてクリニカルパスではなくクライエント・パス（表3、巻末付録参照）を始めました[10、11、14、18、19]。

（注）クリニカルパス：医療の標準化と質の向上、患者への情報開示などを目的として導入されたもので、多職種によるコミュニケーション用ツールとしても有用である。急性期疾患の治療や外科手術の際によく用いられ、治療・検査・処置などについて時間の経過に沿ってまとめたもので、治療期間の短縮につながると言われている。

表３．クライエント・パスの特徴

①急性期入院治療のツールである。
②クリニカルパスは、患者が医療者に評価・指示されるものだが、クライエント・パスは、患者が自ら入院治療経過を医療者（看護師と精神科ソーシャルワーカー）と相談しながら評価するもので、評価の主体を180度転換したものである。
③３カ月の入院期間を初期、回復前期、回復後期の３期に分ける。規定の基準をクリアできれば次の段階に進む。
④症状、日常生活動作、患者心理教育参加度などの評価項目がある。

クライエント・パスでは、クリニカルパスから視点を一八〇度変え、入院患者さん自身を入院治療経過を評価する主体としました。統合失調症は慢性疾患ですから、入院治療中から、「治療の主体は患者さん、あなたです」ということを伝えていくためにも、クライエント・パスは有効です。クライエント・パスは、急性期入院治療のツールであり、その実施要領は以下のとおりです。

①入院治療を始めた統合失調症の患者さんが、看護師・精神科ソーシャルワーカーと相談しながら、自ら治療経過を評価していく。

②入院期間は三カ月として、治療経過を初期（三週間）・回復前期（五週間）・回復後期（四週間）の三期に分けて考える。

③症状・日常生活動作・患者心理教育への参加度などの評価項目について、0点（はい）・1点（まあまあ）・2点（いいえ）で評価する。
④評価点の満点は初期が37点、回復前期が36点、回復後期が35点で、評価合計が7点以下になれば次の段階へ移っていく。

クライエント・パスについての患者さんの意見を調べるために、クライエント・パスを利用して急性期入院治療を受け退院した一一四人を対象としてアンケートをしました。その結果は、以下のようでした。

クライエント・パスをやって良かったとした人の割合は九七％（一一四人中の一一〇人）であり、ほとんどの患者さんが良かったと答えていました。その理由としては、「評価することで自分の状態を自分で知ることができたから」が最も多く八三％（九一人）、次いで「精神保健福祉士とうまく相談できたから」（七六％：八四人）と「看護師とうまく相談できたから」（七四％：八一人）が多いものでした。他には、「入院治療を目標を持ってすることができたから」（六五％：七一人）、「スタッフの存在をいつも感じられて安心できたから」（六〇％：六六人）、「評価しながら良くなっていく自分を知ることができてうれしかったから」（五〇％：五五人）が多くみられた意見でした。

これらを総合して判断すると、クライエント・パスを利用した患者さんの多くは、入院治療を目標を持って進め、自分で自身の病状と治療経過を評価し、医療スタッフとうまく相談しながら治療できたことがうれしかったと感じていたようです。

あるクライエント・パスを利用している二十代の男性患者さんが、診察時に次のような発言をしました。「自分には、自分の考えが他人に分かってしまわれているという不安感（筒抜け体験）があって、人と話ができないし人が怖いんです。でも、診察の後、患者心理教育のプログラムに出た後、クライエント・パスで評価した後は、しばらくは筒抜け体験が気にならず調子が良くなっているんです。ですから、最近は少し調子が良いです」と。この患者さんにとって、医師と病状について話し合うこと（診察）、患者の集団の中で自分のことを話すこと（患者心理教育）、医療スタッフと話して病状を評価すること（クライエント・パス）が、安心につながって症状を良くしていると考えられます。そして、クライエント・パスをすることによって、患者さんの治療を援助するスタッフが医師以外にもいてくれるんだということを患者さんが確実に感じられることが治療的に良いのだろうと思います。

（6）リカバリー・パスについて

リカバリー・パス（表4、巻末付録参照）は、クライエント・パスを利用し退院した患者さんが、再入院しないために患者さん自ら退院後の通院中に、状況を評価しスタッフと相談していくのに使用するツールです[19]。ここでも、治療の主体は患者さんであることを確認してもらうことができます。

リカバリー・パスに対する患者さんの意見を聴くために、リカバリー・パスを利用した通院患者さん一五人にアンケートをしました。その結果、九三％（一五人中の一四人）というほとんどの患者さんが、リカバリー・パスをやって良かったと答えていました。その理由としては、「スタッフとうまく相談できたから」と「日常生活に気をつけるようになり、生活のリズムが良くなったから」が最も多く、それぞれ五七％（八人）でした。その他では、「以前より、症状的に落ち着いたように思えるから」が五〇％（七人）、「スタッフ・主治医・家族とうまく相談できるようになって、以前より安心して生活できるように

表4．リカバリー・パスの特徴

①再入院を防ぎ、社会参加とQOLの向上を目指している通院患者をサポートするためのコミュニケーション用ツールである。
②患者が、自ら訪問看護師や外来医療スタッフと相談し評価する。
③退院後1年間を、「Ⅰ．再入院防止期」(3カ月)、「Ⅱ．社会参加初期」(3カ月)、「Ⅲ．社会参加維持期」(6カ月）に分けて評価していく。
④健康（7項目)・日常生活（8項目)・治療（5項目）の3要素について、はい（0点)・まあまあ（1点)・いいえ（2点)で評価する。
⑤40点満点（20項目）で合計点数が減っていくことが良いとする。
⑥患者が、薬（効果と副作用）についてチェックし、積極的に相談したいことを書くことにより、服薬アドヒアランスを高め、家族・主治医・医療スタッフとうまく相談できるようになることも目的のひとつとする。
⑦患者に安心と信頼を得てもらい、ノーマライゼーションにつなげていく。

なったから」と「色々なことに前向きに取り組む意欲が出てきたから」がそれぞれ三六％（五人）でした。

まとめますと、退院後通院している患者さんは、リカバリー・パスを介して、うまく医療スタッフと相談でき、症状や日常生活の改善と意欲の向上がみられるようになったと言えます。

ここで、うまくリカバリー・パスを利用できていることによって、信頼できる人を増やせたことから安心できている患者さんを紹介します。

患者さんは三十代の男性です。患者さんは、Ａクリニックに通院していましたが、薬を飲むと仕事ができなくなると言い、薬を飲まなくなりました。そのうち、「悪口を言われる」、「電車の中に知人が乗ってきては自分を見張っている」という幻聴や妄想が強くなって、外出も十分にはできなくなりました。半年経ったころ、心配する両親に連れられ当院を受診し、医療保護入院となりました。入院中には、治療効果と副作用の少なさを信用して薬を飲んで症状が安定し、積極的に患者心理教育に参加し病識を持てるようになり、クライエント・パスを利用して担当のスタッフのＢさんとの信頼関係を築くことができました。入院治療を三カ月した後退院しました。退院後半年になりますが、きちんと通院し服薬しており、リカバリー・パスをBさんと一緒に行っています。この患者さんは、両親に対しては被害的になりやすく十分会話が出来ていないようですが、Bさんを信頼して日常生活について色々相談しアドバイスを受けています。

この患者さんにとって信頼できる人は、入院する前は一人もいなかったと言えますが、現在は、少なくとも主治医とスタッフのBさんの二人がいるのは確実です。このことは、患者さんの病からの回復にとって大事なことだろうと思います。

（７）教育－対処－相談モデルでの薬物療法で大事なこと

このモデルによる治療法を開始し維持するには、やはり薬物療法が効果的に行われていなければなりません。このモデルによる治療の全体を通して、患者さんの陽性症状（幻聴、妄想、興奮など）や陰性症状（意欲低下、引きこもりなど）が軽減されていて、レジリエンスが高まっていることが必要になります。ですから、症状を軽減するだけでなく、鎮静（または、静穏）が少なく認知機能を改善する効果もある薬をなるべく単剤(注1)で少量(注2)使用することが薬物療法の基本になります。

また、患者さんが、教育を受けた後、相談をうまくし続けるためには、服薬アドヒアランス（症状が良くなっても回復するために薬を飲み続けること）を維持していけるようになることも重要となります。

そうは言っても、患者さんが安定していない治療初期では、病状を改善するためには高(注3)用量の抗精神病薬が必要でしょうし、その他にも補助薬（気分安定薬、抗不安薬、睡眠薬など）が必要になるでしょう。しかし、患者さんを鎮静しすぎてしまうことは避けなけれ

（注1）単剤療法：薬物療法で使用する抗精神病薬が一種類だけの場合を単剤療法と言う。これに対して、薬物療法で使用する抗精神病薬が二種類以上ある場合は多剤療法と言う。多剤療法の場合では、薬物療法の効果がみられたときにはどの抗精神病薬が効いているのかが分からないし、薬の副作用が出たときにはどの抗精神病薬が原因で出たのかが分からないので、治療上困ることが生じるのが欠点となる。また、多剤療法が治療効果において単剤療法に優るという証拠はないと言われている。

（注2）少量療法：ある抗精神病薬で使用できる用量の範囲内の少ない方の用量で治療を行うことを言う。なるべく使用する抗精神病薬の用量が少ないほど、からだへの負担が少なくて済む。

（注3）高用量：ある抗精神病薬で使用できる用量の範囲内の多い方の薬用量のこと。

ばなりません。

患者心理教育には、興奮し大声を出したり、じっとしていられなかったりする患者さん以外は、誰でも参加できますので、たとえ陽性症状が強くみられていようが参加しても構わないことになっています。しかし、患者心理教育に参加させるために鎮静を強くしすぎると、患者さんはプログラムの途中で眠くなってしまうので、十分な患者心理教育の効果は期待できなくなってしまいます。

患者心理教育の効果がみられ始めれば、薬は少なくしていけます。

では、どのような種類の薬が、このモデルによる治療に最適なのでしょうか。

それは、陽性症状や陰性症状や認知機能障害の改善作用があり副作用が少ない薬であるとされる第二世代抗精神病薬（非定型抗精神病薬：新規抗精神病薬）だと言えます[14、17、18]。現在使用できる第二世代抗精神病薬は八種類（**リスペリドン、ペロスピロン、オランザピン、クエチアピン、アリピプラゾール、ブロナンセリン、クロザピン、パリペリドン**）あります。それぞれの薬の効果の特徴を十分考慮して、患者さんごとに症状に合わせて選んで使用していくことになります[9、12、14、17、18、21]。

（8）精神科はリハビリ科です

患者さんが社会性を回復するためにすること、つまりリハビリについてお話ししましょう。

リハビリは、リハビリテーションの略で、「病気が原因となって患者さんの心やからだや日常生活に障害や困難が生じたとき、その心やからだや日常生活が再び患者さんに適した状態になるように、あるいはそれらが本来あるべき状態に回復できるように、問題の解決を支援するアプローチ」と定義されると思います。

私が言うリハビリとは、患者さんが病気を管理し、心の問題や日常生活などについて、ご家族や医師や医療スタッフや行政・福祉のスタッフなどにうまく相談できるようになるための訓練と、そのような相談をふまえての実践をできるようになることを指します。

さて、統合失調症治療では、いつからリハビリが始まると考えられるのでしょうか。

統合失調症での入院治療中から始まると考えるのが妥当ですから、統合失調症での入院治療の段階は、薬物療法がメインの時期とリハビリがメインの時期に分けることができるでしょう。

では、その二つの時期の分かれ目は、どこなのでしょうか。

私は、薬物療法がメインの時期は、患者さんが興奮などで落ち着かないはじめの一〜二週間だけで、その後の治療期間はすべてリハビリがメインだと言えるだろうと考えています。

こう考えますと、精神科とは、言ってみれば、リハビリ科なのです。

先ほどにも紹介しました（鉄則1の（5）（6）を参照してください）が、私は、統合失調症治療でのリハビリの重要な骨格の一つとして、クライエント・パス（患者自身による入院治療経過評価）とリカバリー・パス（患者自身による通院治療経過評価）を行っています[10、11、14、18、19]。

入院する患者さんでは、入院期間を三カ月としてクライエント・パスを用いて急性期入院治療を行い、退院後に通院する患者さんでは、一年間再入院しないようにリカバリー・パスを行うようにしています。

なぜリカバリー・パスでは、一年間なのか説明しましょう。

私の入院治療をした患者さんの退院後五年間の非再入院率についての研究から、次のようなことが分かっています。入院中に、患者さんが頑張って患者心理教育を受け、ご家族が家族心理教育を受けた場合、ほぼ全員の患者さんが、退院後一年間、再入院も通院中断もしませんでした。しかし、そのような患者さんも、退院後一年経った後は、患者さんは患者心理教育に出て頑張ったけれどもご家族が家族心理教育を受けなかったという患者さんの場合と同じ割合で再入院や通院中断が増えていきました[15,18]。家族心理教育を受けたご家族が、退院後の患者さんを継続してサポートし続けても、退院一年後からは再入院・通院中断防止効果が大きく薄れてくると考えられます。ここから、「退院後一年間」が、病院スタッフが患者さんをサポートする妥当な期間であろうと考えられます。ですから、家族によるサポートのように効果が得られるかは別にして、退院後の一年間に、患者さんが病院スタッフにうまく相談でき、スタッフのバックアップを受けられれば、もっと患者さんの予後は良くなるだろうと考えたわけです。このような想いから、退院後一年間リカバリー・パスを続けて行うように設定したのです。

鉄則2

治療は、いつも患者さんとご家族との二人三脚で進めていきましょう

（1）統合失調症という病気を受け入れること

統合失調症治療は、患者さんが統合失調症という病気を受け入れることから始まります。患者さんが統合失調症を受け入れるには、病気について正しく理解し、自分は統合失調症だと認識できることが必要です。つまり、患者さんが病識を持つことが大事だということです。

統合失調症などの精神病の患者さんに、病識を持ってもらうことが簡単にできると良いのですが、なかなかうまくできませんし、不可能と思っている医療者もものすごく多くいるのです。

では、どうすれば患者さんは、病識を持てるようになるのでしょうか。

ここで、私が行っている統合失調症の患者さんに病識を持ってもらう方法を紹介します。私は、二つの工夫をしています。

第一に、病名告知をします。

患者さんがショックを受けるといけないから統合失調症の患者さんには病名告知をしないという医療者もいますが、私は百パーセント病名告知をしています。どんな病気でも、自分の病気が何であるか分かってこそ、患者さんは治療を受けられるものでしょうから。統合失調症も、告知の仕方を考えて行えば、何も問題はありません。

また、病名告知とは患者さんに病名を知らせることを言いますが、私は、単に病名を知らせるのではなく、患者さんに、統合失調症という病名を理解してもらうことも目的として病名告知をしています。

私は、「統合失調症」を「統合」「失調」「症」の三つに区切って患者さんに説明します[18、19]。すなわち、「『**統合**』とは『**心や行動をまとめること**』で、『**失調**』とは『**調子を崩している。うまくいっていないこと**』で、『**症**』とは『**状態**』ということです」と。「**統合失調症という病名**は、『**あなたは、心や行動をまとめることが、今、うまくいっていない状態です**』と、患者さんに伝えているのだよ」と説明します。そして、患者さんに「今、あなたは、こういう状態ですよね？」と尋ねますと、ほとんどの患者さんは「その通りだ」と答えてくれます。次に、「**『状態』は変化する**わけだから、**『良くなる』ということ**でしょう。**『良くなる』ということが、統合失調症という名前の中には含まれている**んだよ。だから、**統合失調症という名前は、患者さんの今を説明して、かつ未来を示している良い名前**なんだよ」と患者さんに追加説明します。すると、患者さんは、「分かった。もっと早く病名を教えてほしかった」と言うようになり、統合失調症への抵抗がなくなります。

第二に、患者心理教育（表1、表2：三四、三五ページ参照）に参加してもらいます。患者さんに「患者心理教育（『統合失調症に負けないぞ教室』[21]）に出て、他の患者たちが病気について語り合っているビデオ（『幻聴君と妄想さんを語る会』[7、8、11、13、14、15、16、18、19]：私は、このプログラムをビデオ利用型認知集団精神療法[16]と命名しています。鉄則1の（3）を参照してください）を見ましょう」と患者心理教育に誘います。私の誘いに呼応して、病名告知を受けた大抵の患者さんは出てくれます。

この「幻聴君と妄想さんを語る会」が、統合失調症の患者さんに病識を持ってもらうのに非常に効果があります。

この会に参加した患者さんは、「ビデオの中の人は、自分は統合失調症だと名乗っている。私はあの人に似ている。じゃあ、私も統合失調症かもしれない。でも、あの人は元気だ。私も元気になれるかもしれない」と、心を揺さぶられて気づきます。心から腑に落ちるのです。

先ほど述べましたように、「統合失調症」を「統合」「失調」「症」の三つに区切って患者さんに説明すると一応分かってもらえますが、この方法は、頭を介して理性的に分かってもらおうとしていますので、心を介して自然に分かってもらえるこのビデオ利用型認知集団精神療法の「幻聴君と妄想さんを語る会」には効果の面でかないません。

ビデオ利用型認知集団精神療法により、患者さんは病識を持てるようになり、病気を受け入れられるようになります。

患者さんは、同じ体験をした他の患者の言葉に接して初めて病識を持てるようになるのだろうと思います。どれだけ医師や医療スタッフやご家族に教えられ説明されても、統合失調症の患者さんが病識を持つのは難しいでしょう。

（2）患者が患者心理教育を受けるには

統合失調症の患者さんが、患者心理教育の治療での有用性を理解して、患者心理教育を積極的に受けてくれるのならば何も問題はないのですが、実際はなかなかスムーズにいかないものです。どうすれば、患者さんに患者心理教育を受けてもらえるようになるのでしょうか。

患者心理教育を受けることができる方法には、次の四通りがあるだろうと思います。

◎患者が調子を崩しての入院の場合

この場合、患者さんは精神症状が悪化していますので、患者さんは自分がどうすべきかを十分に判断できないでしょう。ですから、ご家族が患者心理教育を行っている病院を見つけて、その病院に患者さんを入院させなければなりません。そうすれば、患者さんが患者心理教育を受けるチャンスが生まれるでしょう。

この際、ご家族は、家族間の口コミ、インターネット（「**統合失調症**」「**家族心理教育**」「**病院**」などをキーワードとしてパソコンで検索すると良いでしょう）や書物からの情報、かかりつけ医による紹介などから、患者心理教育を行っている病院を見つけ出す必要があります。

入院した後は、患者さんの症状が落ち着いたタイミングで患者心理教育に参加してもらいます。早いタイミングの場合では、入院二～三日後からでも患者さんは参加可能でしょうし、遅い場合では、入院後一カ月ほどしてからの参加となることもあるでしょう。

教育入院の場合

私が行っている教育入院（表5）は、通院している患者さんのわずかな精神的不調をきっかけに、ぜひとも入院しなくてはいけないほどの病状ではないけれども、短期間入院して統合失調症の勉強をしながら調子を取り戻そうという治療法です[13]。つまり、教育入院は、将来を見据えての前向きな入院と言えます。短期間の入院と分かっていますから、患者さんは、少しも暗くはなく、むしろ明るい表情で落ち着いて入院することになります。

次のようにして、患者さんに短期教育入院を促します。

医師が患者さんに病名告知をした後、「あなた（患者さん）の人生を大事にするには、今、短期間の教育入院をして、あなたが統合失調症という病気と治療法をちゃんと理解し

表5．統合失調症の短期教育入院

(1) 対象：病識のない慢性統合失調症通院患者

(2) 入院期間：1～1.5カ月

(3) 目的：①病識の獲得
②患者・家族の疾患理解
③薬物治療の適正化
④精神症状の軽減
⑤患者–家族関係の調整
⑥生活習慣改善法の理解

(4) 治療システム（医師が主導するチーム医療下で実施する）：
①患者自身による治療経過評価（クライエント・パス：正規のものより早く進行させる）
②患者心理教育（病識の獲得、疾患の理解、治療法特に薬物療法の理解、病状への対処法、生活習慣改善・肥満防止法に関する集団療法である五つのプログラムに1～2回ずつ参加）
③家族心理教育（疾患・治療法の理解、病状への対処法などを集団で学ぶ家族教室に1～2回参加）
④患者家族合同面接（患者・家族・医師・看護師が参加：入院期間の後半に1回、30分～1時間；医師–患者間、医師–家族間、患者–家族間のコミュニケーション；医師は随時看護師に意見を求める）

て、主治医と相談してあなたに合った薬の種類と用量になるように薬の調整をした方がいいよ」と、患者さんに説明します。患者さんが納得して、自ら教育入院を希望する場合もありますが、医師がご家族と一緒に、「教育入院をしようよ」と患者さんを説得する場合もあります。

教育入院の対象となるのは、通院している慢性期の患者さんで、しかも病識がなくて治療効果が十分上がっておらず、薬もしっかり飲めていないために病状が不安定な患者さんです。このような患者さんには、医師が外来でいくら処方を工夫しても意味がないでしょうし、患者さんは、残念なことに十分な通院治療の効果を得られていないと言えます。

ところで、医師の指示通りにちゃんと薬を飲めている通院患者さんは、全体の六割に満たないと言われていますので、実は、多くの患者さんが教育入院の対象となり得るのだろうと私は思っています。

教育入院は、患者さんが患者心理教育を受けることを主な目的とした短期間の入院治療ですので、入院期間は、大抵一～一・五カ月となります。普通、急性期入院治療での入院期間の目安は三カ月ですので、教育入院の入院期間は、その三分の一～二分の一の短さとなります。

この統合失調症の教育入院は、糖尿病や高血圧症の治療で行われる教育入院と全く同じ考えで行われています。これらの慢性身体疾患での教育入院の特徴は、治療がうまくいっていないときに、患者さんに教育入院について説明し分かってもらったうえで入院してもらって、薬物の調整を行いつつ、運動療法や栄養療法のやり方について教育を行いながら治療を進めていくことです。その際、ご家族も協力して一緒に勉強します。

統合失調症も慢性疾患ですから、統合失調症でもこれと同じスタイルで教育入院を行えば、治療効果があがるだろうと考えられます。

私が行っている統合失調症治療での教育入院の狙いは、次のようになります。

それは、教育による患者さんの①病識の獲得、②患者・家族の疾患理解、③薬物治療の適正化、④精神症状の軽減、⑤患者－家族関係の調整、⑥生活習慣改善法の理解となります。

患者心理教育を受けることが主な教育入院の目的ですから、大抵は、入院した翌日から一週間の間に、患者さんは患者心理教育への参加を開始します。

また、ご家族も早期から家族心理教育[7、8、13、14、15、18、19]に参加することになります。教育入院の場合は、患者さんと一緒に家族も頑張って統合失調症について勉強することが条件になっていますので。

外来患者の場合

これまでの私の経験では、外来患者さんの患者心理教育への参加は、人数的にも参加回数的にもあまり多くはありません。私が行っている患者心理教育の場合、開催曜日は決まっていますから、患者さんは、診察日以外の日にも病院に来なければ患者心理教育に参加することはできません。このことが、外来の患者さんが患者心理教育への参加を敬遠する大きな理由の一つになっているのでしょう。また、患者心理教育は毎週開催されていますので、患者さんの病状の安定と患者さんの参加意欲の持続が保てなければ、複数回の教育プログラムに参加することが困難となってしまうこともう一つの理由になっているのだろうと思います。

しかし、私は、外来の患者さんが患者心理教育に参加した結果、著しく病状が改善した例を数多くみています。一例を挙げますと、「患者心理教育に参加して、自分は統合失調症だと分かった。最近入院治療を受けたが、最近ではなくて、それよりずっと前から病気だったんだと気がついた」とか、あるいは「患者心理教育に出て、病気なのは自分だけじゃないと分かった。今までは外へ出なかったが、頑張っている他の患者のように、これからは外へ出るようにしたい」などと、私に生き生きとした表情で話してくれた方々がいます。

もう一つ大事な効果があります。それは、入院したことがない外来だけの患者さんが、患者心理教育に参加している一般の入院患者さんや教育入院の患者さんや外来の他の患者さんと仲間になれることです。こうして、外来だけの患者さんにも、一緒に病気に立ち向かう仲間ができます。

ですから、レジリエンス（抗病力、自然治癒力、精神、生きる力[18,19]）を発揮して、頑張って患者心理教育に参加できる通院患者さんが増えることが待ち望まれます。

本を読むことによる擬似体験を利用する場合

一般的入院での参加も教育入院での参加も外来からの参加もできない場合には、どうすれば良いのでしょう。

ご家族が患者さんと一緒に、患者心理教育について、事例を交えて書いてある本（私の本[8,11,14,18,19]がおすすめです）を読むと良いでしょう。患者さんは、そのような本を読むことによって、患者心理教育に参加する擬似《ぎじ》体験をすることができます。

実は、このケースが最も多いのだろうと思います。しかし、患者さんにこのような本を読んでもらうには、ご家族は、「一緒に読もうか」と声を掛けるなどして、根気よく患者さんに読むように促していく必要があるでしょう。

本を読むことによる擬似体験は、治療上効果があることが分かっています。実際、私が書いた本を読んだ患者さんから、「本を読んで自分が（統合失調症という）病気であることが分かったし、病気が良くなることも分かった」、「自分も事例で紹介されている人（患者）のように病気と付き合って生きていきたい」、「自分も頑張っていきたい」、「本を読んで共感できて涙が出てきた」などの前向きな言葉やホッとした言葉が数多く聴かれます。

擬似体験をすることをきっかけにして、本当の患者心理教育に参加してくる患者さんもいます。そうすることによって、病識をいっそう強化できるでしょう。最近、次のような患者さんがいました。患者さんは、初診時、病識がなく他のクリニックでもらった薬を飲まないため、実は、ご家族は患者さんを入院させようと私のもとに連れてきたのです。しかし、どんなに説得しても、患者さんは入院を拒否しました。仕方なく、薬を必ず飲んで一週間後に再受診するという約束で帰ってもらいました。心配でしたが、約束通り一週間後に私のもとに来た時、患者さんは、手に私が書いた本を持っていました。ご家族が購入したそうです。本を読んだ患者さんは、翌週から患者心理教育に参加したいと希望しました。

(3) 病識の維持のために大事なこと

統合失調症の患者さんが獲得できた病識は、実は非常に脆《もろ》いものです。ですから、統合失調症の患者さんは、入院治療で病識を獲得して退院しても、病識を失ってしまいやすく、再発・再燃したり通院を中断したり再入院したりしがちです。患者さんが病識を維持する方法には、どういうものがあるのでしょうか。

一つには、患者さんが、退院後も患者心理教育に継続参加して、統合失調症の勉強を続けることでしょう。

もう一つには、患者さんが、自分は統合失調症で、症状はあるけれども大丈夫だと自信を持ち、レジリエンスを高めて、客観的に自分の病状を評価できて、治療を継続できるようになっていることでしょう。

病識を維持するためには、さらに、患者さんが継続的にご家族によってサポートされていることが大きくものを言うでしょう。こういった意味で、ご家族は、家族心理教育（表6）に参加し、統合失調症を正しく理解して受け入れたうえに、後で詳述するlow EE《ローイーイー》、愛の距離、受容と共感（鉄則3の（2）を参照してください）という大事な患者さんに対する家族の態度を身につけることが大切です[18]。

このように、統合失調症の患者さんが病識を維持するには、患者さんとご家族が、それぞれ患者・家族心理教育に参加して、様々なことを学んでいくことが重要となります。

患者・家族心理教育に参加することができない患者さんとご家族には、手前みそで申し訳ありませんが、私が書いた本を読むことをお勧めします。患者・家族心理教育に出ることが一番なのですが、本を読むことでその擬似体験をすることができますので、患者さんとご家族が本を読むことが病識の維持につながります。

ところで、患者さん自身が統合失調症という病気を受け入れることは難しいのですが、本書の冒頭にも書きましたように、実は、ご家族も患者さんが統合失調症であるということを受け入れることは同様に難しいようです。しかし、ご家族がまず病気を受け入れなければ、患者さんが病気を受け入れることはなおさら難しいと思います。

表6．私（著者）が行っている家族心理教育（「家族教室」）の内容

8回1クール；第1・3水曜日15時30分～16時50分に開催

1. スライド『精神分裂病の家族心理教育カリキュラム』（クリストファーS. エイメンソン、星和書店）[1)]
   ①～⑥をそれぞれ第1回～第6回で行う
   - ①脳の疾患
   - ②原因と経過
   - ③治療
   - ④薬物療法
   - ⑤リハビリテーション
   - ⑥家族の役割
2. 幻覚の擬似体験（virtual hallucination；ヤンセンファーマ）（第7回）
3. 鎮静の擬似体験（virtual sedation；大塚製薬）（第8回）（2009年3月までは、『行動療法的家族指導』ビデオ、丸善）

鉄則3

患者さんに寄り添って、患者さんを受容・共感し、愛の距離を保ってサポートできるlowEE家族になりましょう

（1）シュビングさんのように

シュビングさんは、まだ抗精神病薬が無かった一九〇〇年代のごく初期にヨーロッパで活躍した精神科の看護師です。(6) シュビングさんは、ベッド上で毛布にくるまり医療スタッフを寄せ付けず、関わることは無駄だと皆が判断していた入院患者さんの病気を良くすることができました。シュビングさんは、その患者さんに拒否されても、毎日ひたすら患者さんの傍《そば》に行き、ただ黙って寄り添っていました。ただ、それだけです。その結果、シュビングさんは、ついにその患者さんを外へ連れ出すことに成功しました。その後、その患者さんは、他の患者さんの世話をするまでに回復しました。

患者さんがどんな状態であれ、ご家族の患者さんに対する態度は、これと同じです。シユビングさんのように、焦らず、諦めず、刺激せず、患者さんの気持ちを理解しつつ、温かな心を伝えようとすることを続けることが、ご家族の患者さんに対する姿勢の大事な基本だろうと思います。

（2）家族の態度としてのlowEE、愛の距離、受容と共感について

LowEE[注]、愛の距離、受容と共感は、ご家族の患者さんに対する接し方のポイントを表す言葉です。

一つずつ説明していきましょう。

LowEEとは、ご家族の患者さんに対する感情表出（ＥＥ）の度合いが低いことを言います。LowEE家族の家庭で生活する患者さんほど再発・再燃が少ないということが分かっています。このことは、はじめ慢性の身体疾患について分かっていたのですが、後に精

神疾患でも同様だということが分かりました。

LowEE家族であるための条件には、「患者を批判しない」、「患者に敵意を持たない」、「患者に感情的に巻き込まれすぎない」、「患者を褒《ほ》める」、「温かな家庭を作る」という五つのことがあります。

まず、ご家族がlowEEであるためには、批判しない、敵意を持たないという態度が必要だということですから、ご家族は患者さんを突き放したり叱《しか》りつけたりしてはいけないということになります。

物語を利用して統合失調症治療で大切なご家族の態度を説明すると、「イソップ物語『北風と太陽』の『太陽』になろう」と言いかえることができます。ご存知のように、この物語は、北風と太陽が、旅人の上着をどちらが脱がせられるかの力比べをしたら、太陽が勝ったというお話です。北風は、強い風を旅人に吹きつけて、強引に上着を吹き飛ばそ

（注）　LowEE：EEとは英語のExpressed Emotionの略で、慢性疾患の患者を持つ家族の患者に対する感情表出のことを言う。EEの度合いが低いことをlowEEと言う。患者に対して批判的に接する家族などでは、EEの度合いが高いと判定される（highEE）。このように、家族はlowEEとhighEEとに分けられ、どちらの家族であるかが、家族が持つ患者の病の行く末に影響する。

うとするだけで失敗しました。太陽が、暖かな光をさんさんと照らすと、旅人は暑がり自ら上着を脱いでしまいました。太陽の勝ちです。

この太陽のように、ご家族が患者さんをうまく褒めると、患者さんは素直になり自信がついて、よりいっそう頑張れるようになります。逆に、ご家族が、北風のように患者さんに命令・批判をすると、患者さんを苛立《いらだ》たせるだけで効果はありません。ご家族は、北風になるのではなく太陽になることが大切です(19)。

また、ご家族は患者さんに感情的に巻き込まれすぎてはいけないということもlowEE家族の条件ですので、ご家族は患者さんに近づきすぎてはいけないし、振り回されてもいけないということになります。

したがって、ご家族は、患者さんを突き放したり叱りつけたりしてはいけないし、同時に、患者さんに近づきすぎて振り回されてもいけないとなります。つまり、ご家族と患者さんとの距離は、遠くても近くてもいけないのです。このことから、ご家族はいつも適切な距離で患者さんをサポートするようにしましょうということになります。この距離が、**愛の距離**と言えるだろうと思います。また、愛の距離とは、患者さんの調子が良い時も悪い時も、ご家族がいつも同じ距離から変わらず患者さんを支え続けることも意味しています。

さらに、lowEE家族であるためには、ご家族は患者さんを褒め、温かな雰囲気の家庭を作るようにすることが必要です。

ご家族は、患者さんが少しでもできたことを褒めるようにしましょう。それにより、患者さんは自信を深めることができ、病からの回復へ向かって前進する意欲を高めることができます。

温かな雰囲気の家庭を作るためのご家族の態度としては、**受容と共感**に徹することが大切になります。

受容とは、一〇〇%の愛ですから、ご家族が患者さんを無条件に受け入れることを言います。ご家族は、患者さんの気持ちをいつも理解し、いつも同じ態度でサポートし続けましょう。ご家族は、患者さんの調子が良い時は受け入れ、悪い時は突き放すということがあってはいけません。

共感とは、相手の立場に立って理解することです。ご家族は自分を患者さんの身になぞ

（注）感情的に巻き込まれすぎること：家族が患者の言うなりになってしまい、患者にべったりとくっついてしまっている様子を言う。家族が患者に振り回されている状態と言える。

らえて状況を理解しようとすることが大切です。ご家族の立場から見た患者さんへの同情ではありません。

このような受容と共感をいつも意識することによって、ご家族は、患者さんの話に耳を傾けて聴き、患者さんを褒めていけるようになれるでしょう。

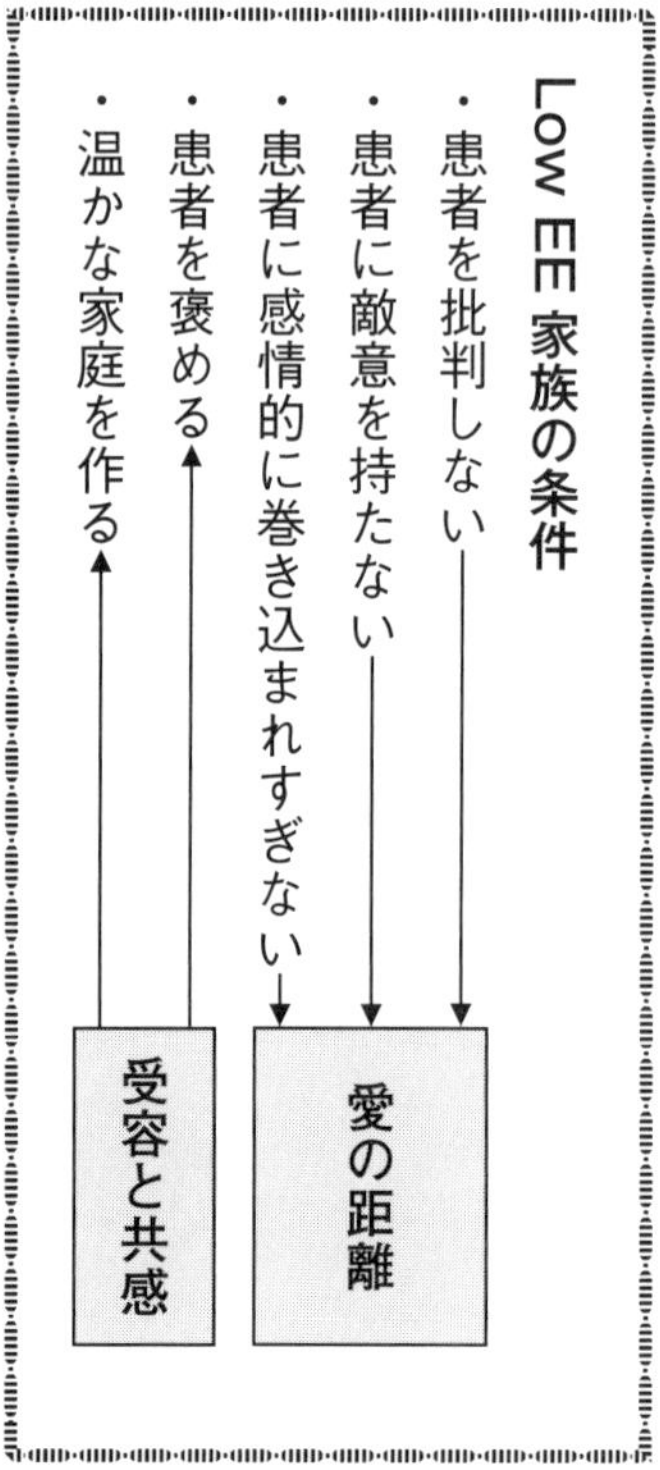
Low EE 家族の条件
・患者を批判しない
・患者に敵意を持たない
・患者に感情的に巻き込まれすぎない
・患者を褒める
・温かな家庭を作る
愛の距離
受容と共感

このような lowEE、愛の距離、受容と共感の大切さについて分かっているご家族がいる家庭では、患者さんはご家族を信じ安心して家庭生活ができるようになります。患者さんが日常生活の中で安心できるようになれば、薬が効く素地《そじ》（レジリエンスの向上：鉄則４の（１）を参照してください）ができてきますので、薬がうまく効くようになります。その時には、患者さんの症状が落ち着いてきていますので、患者さんは、薬の力が強すぎると感じられるようになり、薬を減らせるようになるでしょう。

　その結果、服薬アドヒアランス（病状が良くなっても回復のために薬を飲み続けること）[21]が良くなりますので、当然、患者さんの予後は良くなるでしょう。

鉄則4

常に諦めず、患者さんのレジリエンスに働きかけ続けましょう

(1) レジリエンスとは

レジリエンスという言葉は、心理学の分野で使われてきていますが、「発症抵抗性」とか「抗病力」とか言われるもので、自然治癒力にも通じるものと言えます。つまり、ある心の病気に罹るかどうかは、レジリエンスの強弱によるということです。レジリエンスが弱い人とレジリエンスが強い人が、同時にあるストレス状況に遭遇したとき、レジリエンスが弱い人は心の病気になりますが、レジリエンスが強い人は心の病気にはならないで済むのです。最近、精神医学でもこのレジリエンスという言葉をよく耳にするようになりました。

私は、レジリエンスという言葉に、より積極的な意味を持たせて、レジリエンスとは人

に備わっていて、病むことのない、人に生を全うさせる不変の精神であり、生きる力のことであると考えています[18]。

そして、私の統合失調症治療では、患者さんのレジリエンスに働きかけるようにしています。病んでしまい幻聴や妄想に振り回されてしまう心を癒していくには、このレジリエンスに働きかけて、「元気になろう。頑張って症状に対処していこう」、「前向きに行こう。人生を大事にしよう」と患者さんを励まして治療していくことが大切であろうと、私は考えているからです。患者さんの心が病んでいる状況でもどんな時も、患者さんの人としてのレジリエンスはしっかりと保たれていると考えています。

私だけではなくご家族も同様に、患者さんとの絆《きずな》を介して、患者さんのレジリエンスに働きかけていくことが、患者さんがご家族と一緒に回復していくためには大切なことです。家族だからこそ、ご家族は、日常の何気ない会話の中でも、患者さんへの不変の愛を伝えることができ、患者さんを心から安心させることができるでしょう。その中で、「信頼できる家族と一緒に前向きに生きていきさえすれば、統合失調症であっても人生は大丈夫だ」と、患者さんに感じてもらえるようになれば、患者さんのレジリエンスは高まるだろうと思います。

（2）個々の症状に対する治療と家族の対処

統合失調症の症状には、陽性症状（幻聴、妄想、興奮など）、陰性症状（意欲低下、引きこもりなど）、認知機能障害（注意力低下、集中力低下、判断力低下、計画性低下、人間関係の障害など）、抑うつ症状（気分の落ち込み、絶望など）の四つがあります[14]。

統合失調症の基本症状は認知機能障害ですが[2,3]、最も目立つ症状は、幻聴と妄想です。幻聴とは、例えば、傍に誰もいないのに、「自分の悪口を言う声が聞こえる」というような聴覚に関する異常体験を訴える症状です。また、妄想とは、訂正できない誤った考えと定義される思考の異常で、例えば、「自分はいつも観察されていて、行動を監視されている」などの被害妄想などがあります。

陽性症状の幻聴や妄想が強いタイプの患者さんは、大脳辺縁系に作用しドーパミン活性を下げ幻聴や妄想を軽減する効果のある薬を飲み、同時に幻聴や妄想がどういう体験かを理解し、幻聴や妄想と現実との区別ができるようになることが治療上大切です。前述しました（一三〜一五ページ参照）が、幻聴や妄想が薬だけで無くなることを期待することは、治療ではありません。

ご家族は、幻聴や妄想に対しては、否定も肯定もせず（否定は患者さんを怒らせるだけで症状を無くすことはできませんし、肯定は症状を強固にしてしまいます）、それらの症状の背景にある患者さんの感情（漠然とした不安な気持ちや、拭いきれない自己否定的な気持ちなど）を受け止められるようになることが大切です。

ご家族がただただ聴き続けて、患者さんが幻聴や妄想はあってもホッとしたころを見計らって、患者さんが今体験している幻聴や妄想に関するご家族の考え（例えば、「あなた（患者さん）が話してくれた苦しいだろう体験（幻聴や妄想）は、自分（ご家族）としてはこんなふうに解釈（健常者から見た状況理解）できるがどうだろう?」など）を患者さんに投げかけ話し合えると良いでしょう。このようにすることは、患者さんが幻聴や妄想は自分の心の世界の現象であって現実世界とは異なっているのだということを理解できるようになる手助けとなります。ご家族がそのような手助けを心掛けることで、「自分の考えはおかしいよなあ」と患者さんに思ってもらえるようになることが期待できるでしょう。

また、患者さんが幻聴や妄想と現実との区別をうまくできるようになるためには、注意・記憶・判断などの認知機能を回復させていくことも必要です。

認知機能障害については、認知機能を改善する効果がある薬(5)を飲みながら、何事につけても根気よく何度でも繰り返しながら取り組んでいくと良いでしょう。私が診ている患者さんの中に、こんな患者さんがいました。その患者さんは、「資格を取るために本を読んでいるが、さっぱり頭に入らない。でも、繰り返し読んでいると分かるから大丈夫だ」と言って勉強していました。この状況は認知機能障害によると考えられます。その患者さんは、それにもめげず勉強を続けた結果、見事資格試験に合格しました。

一方、陰性症状で意欲が出ず引きこもった状態になっているタイプの患者さんは、前頭葉に作用しドーパミン活性を上げて、意欲を高める効果のある薬を飲み、意欲の改善を待ちながら、治療者やご家族に自分の状態をうまく伝えて助けてもらって、無理のない程度に日課を取り入れて、生活リズムの改善を図っていくことから始めることが大切です。

ご家族は、引きこもっている患者さんを無理に引き出そうとしてはいけません。自分を守るために引きこもっているのでしょうから。ご家族は焦ることなく、患者さんを責めることなく、まずは引きこもっている患者さんに寄り添い、患者さんに声を掛けながら患者さんの感情を理解することから始めましょう。患者さんのペースを尊重し、患者さんに「家族はあなたのことを心配しているよ。あなたを無視していないよ」というご家族の気持ちを伝えつつ、「無理はしないでいいけれど、あなたに家族と一緒の時間を過ごしてほしいと思っているよ」という気持ちが伝わる声掛けを患者さんにするようにしましょう。そのような声掛けとしては、「今からお母さんはお茶を飲むけれど、一緒にどう?」というような言葉が良いでしょう。そして、ご家族は、刺激することなく日常の些細《ささい》な話をしつつ、患者さんの心のエネルギーが高まってくるのを待ちましょう。患者さんが、「引きこもるのは自分を守る一つの方法だが、もっと良い方法がある。それは、家族に助けてもらって、家族と共有する時間を持ちながら、自分なりの生活リズムを作っていくことだ」と気づき、変わってくるのを待ちましょう。

統合失調症治療薬など何もない二十世紀初頭にヨーロッパで活躍した看護師のシュビングさんが、引きこもっていた患者に、拒否されてもただ寄り添うことだけを続け、その患者さんを回復させたように[6]（六五ページ参照）。

（3）統合失調症から回復するための治療と家族

さて、どう治療すれば、患者さんが回復したと言える状態になるのでしょうか。

色々な症状のタイプの統合失調症の患者さんがいますが、基本的には、どのタイプでも治療法は同じです。ここでは幻聴や妄想がひどい患者さんの場合で説明しましょう。

一口で言えば、患者さんが、幻聴や妄想と現実との区別がうまくでき、幻聴や妄想に振り回されないようになること、すなわち判断能力（現実検討力）を高めていくことが治療となります。

ですから、患者さん自身が幻聴や妄想はあっても大丈夫だと考えられるようになることが最も大切になります。そうだとしますと、患者心理教育を薬物療法と同時に行って、患者さんに症状への対処術を身につけてもらって自信をつけてもらい、患者さんがレジリエンスを高めていくことが大事だということになります。そのため、薬物療法では、当然、幻聴や妄想が全くなくなることを目指して薬を強くする必要はなく、患者さんを鎮静させることなく頭をクリアにして判断能力を高めていくような薬の使い方にしておく必要があります[14]。

このような治療では、幻聴や妄想があるのですから、その分、患者さんは大変です。でも、幻聴や妄想に振り回されさえしなければ、現実社会に参加できますから、結局は自分の人生を大切にすることができるようになって、患者さんは幸せになれます。このあたりのことをご家族は是非理解してください。

まとめますと、治療としては、患者さんは、患者心理教育で幻聴や妄想に対する対処の仕方を習い、薬物療法では幻聴や妄想と現実との区別ができるようになる基となる認知機能の改善が期待できる抗精神病薬をなるべく少量服用すれば大丈夫な状態になると良いでしょう[17]。

鉄則5　薬物療法を過大視するのはやめましょう

(1) 薬物療法と薬物療法以外の治療法

統合失調症の治療では、根治療法ではないとはいえ薬物療法が基本です。しかし、薬物療法だけでうまく治療できるわけではありません。統合失調症の症状として目立つ幻聴や妄想や引きこもりは、薬物療法だけで改善することは無理だと思います。無理なのに強引に行おうとすると、患者に数種類の抗精神病薬を同時に多量に服用させるという多剤併用大量療法になってしまうでしょう。それでも、病状が良くなれば良いのですが、なかなかうまくいかないことの方が多いだろうと思います。おまけに患者さんのからだに負担を強《し》いるわけですから、患者さんは、副作用が強く出てしまって辛く感じたり、一日中ボーッとして横になりがちになったりして、日常生活がうまくできなくなってしまいかねません。

薬物療法の効果を過大視してはいけません。

では、ただ薬を少なくすれば良いのでしょうか。そうではありません。薬を少なくするには、それなりの使い方や工夫が必要となってきます。

使い方としては、次のようにすべきだろうと思います。薬物療法は、初期では病状の安定化に必須ですが、初期を越えた後は、患者さんが心理社会的療法を続けられるようにバックアップしていくために補助的に必要だということになります。薬物療法は、治療の段階に合わせた適切なものであるべきです。そうしますと、病状の不安定な初期では高用量の抗精神病薬が必要ですが、病状が安定すれば、なるべく早期に抗精神病薬が一種類で用量が少ない単剤少量療法にしていくことが適切です（詳しくは、鉄則１の（７）を参照してください）。

工夫としては、薬物療法以外の治療法を組み合わせて治療をしていくことが、薬を減らしていくためには必要です。そのような薬物療法以外の治療法としては、患者さんに病識を持たせ、うまく病気を管理できるように指導することを目的とした心理社会的療法が良いと思います。患者さんが病気をうまく管理できるようになれば、その分薬はよく効くようになります。

(2) 大事なことは薬物療法だけではないことを物語る症例（I）

三十代の女性です。関西地方のA県に住んでいます。十一年前から、幻聴・妄想・空笑があり、これまでにA県内の二つの病院で計五回入院しています。ある年の九月に退院し、通院し服薬していましたが、「殺す。しっかりしろ。結婚しないのか。見合いをしろ」などの幻聴や「見張られている」などの被害妄想や空笑が続き落ち着きませんでした。翌十月、家族の「このままでは不安だ」との思いから、患者は連れられて東京都にある当院を受診しました。初診時、興奮し「自分は病気じゃない。自分は芸能人で、東京に住みたい。渋谷に行きたい」などと言動がまとまらず、診察室内を歩き回って不穏でした。そのため医療保護での入院となりました。

入院前の処方は、オランザピン二〇ミリグラム（抗精神病薬）、バルプロ酸ナトリウム六〇〇ミリグラム（気分安定薬）、炭酸リチウム六〇〇ミリグラム（気分安定薬）、フルニトラゼパム二ミリグラム（睡眠薬）／日でした。

入院治療の経過は次のようでした。

薬物療法は、オランザピン二〇ミリグラム、ゾテピン五〇ミリグラム（抗精神病薬）、バルプロ酸ナトリウム六〇〇ミリグラム、ビペリデン三ミリグラム（抗パーキンソン薬）、ニトラゼパム五ミリグラム（睡眠薬）／日で開始しました。

入院翌日から患者心理教育（「統合失調症に負けないぞ教室」）への参加を開始しましたが、集中できない様子がみられました。「心と体のバランスが崩れている。東京二十三区に住みたい。早く退院したい」と述べ、落ち着きませんでした。

入院四日目にクライエント・パスを開始しました。

入院九日目ごろから「自分は芸能人ではないし、幻聴も聞こえなくなった。東京が好きだが、Ａ県の方が自分に合っているかも」と述べ、落ち着きがみられるようになりました。

三週間ほど経ったころには、『幻聴君と妄想さんを語る会』に出て、『私みたいな人（ビデオの中の患者）がいるんだなあ。統合失調症なのは自分だけではない』と思えたら、元気が湧いてきた。先生の話が聞けて良かった。今までは本を読んでも分からなかったが、今は、よく分かっている。薬を飲み続けて、病気を管理して、生活能力をつけていこうと思う」とか、『新しい集団精神療法』で薬の効果がよく分かった。自分でもちょっとだけ良くなっていると思える」とか、「納得して薬を飲めるから、勉強して良かった。今までは、病気だと納得していなかった。訳が分からなかった。母が飲めというから薬を飲んでいた」と述べ、安心して服薬できるようになった様子がみられました。また、『幻聴教室』が良かった。対処の仕方が分かった。患者心理教育に出るようになって、不安も苛々もなくなって良くなった」と述べていました。

五週間目ごろには、「病気について勉強して、先が見通せるようになった。回復するための具体的な方法が分かった。自信がついた。今の薬なら飲んでいける」と述べ、服薬アドヒアランスについても理解できているようでした。

入院してほぼ二カ月が経ったころ、「今回の入院は良かった。再入院しなくて済みそうだ」と述べ退院しました。退院時の処方は、オランザピン　二〇ミリグラム、ゾテピン　一二五ミリグラム、バルプロ酸ナトリウム　四〇〇ミリグラム、ビペリデン　二ミリグラム／日でした。

退院後二週間目にA県から外来受診し、「落ち着いている。父の仕事（自営業）を手伝っている」と述べ、穏やかでした。

退院後六週間目に二回目の外来受診をし、「規則正しく生活できている。幻聴や妄想はない」と述べていました。

翌年二月での処方は、オランザピン　二〇ミリグラム、バルプロ酸ナトリウム　四〇〇ミリグラム／日となっていました。

この症例は、入院前からオランザピン　二〇ミリグラムを中心とした薬物治療を受けていましたが、十分な効果が得られていませんでした。患者さんは、今回入院し患者心理教育やクライエント・パスによる治療を受けた結果、病識ができ、将来の不安が軽減し、今すべきこと（病状の管理・日常生活のリズム形成）が分かり、回復への自信がついたと述べていました。今回の入院中と退院後の薬物療法は、入院前と同じオランザピン　二〇ミリグラム中心の薬物治療であったにもかかわらず、患者は薬の有効性を自ら確認でき、今後の服薬アドヒアランスも期待できるようになっていました。患者さんは、当院のシステム化された患者心理教育を受け、初めて安心でき、薬を信頼し、薬が効く素地を形成できたと考えられます。

この症例は、薬物療法は、患者心理教育やクライエント・パスなどの心理社会的療法と相俟《あいま》って、十分な効果を発揮するものであることを示しています。

(3) 大事なことは薬物療法だけではないことを物語る症例（II）

三十代女性です。大学生のころ、人間関係で悩みうつ状態になりました。その後、歌が頭の中で聞こえ出し、次第に「おーい」と呼ぶ声や「馬鹿者だ」という悪口も聞こえるようになり、幻聴がひどくなったためAクリニックを受診しました。三年前、「中学生のころ自分がいじめたから、その『罰』で、のどがヒリヒリする」と言ったり、「祈願する」と言って水ばかり飲んでいたりするなど、幻覚妄想に支配され落ち着かない状態になったためB病院に入院しました。退院後しばらくして、Cクリニックに転医しました。しかし、病状が良くならないため、翌年の一月当院に転院し、「キーンという音がする。『お前の波長はむごすぎる。怒っているんだぞ』と聞こえる。

ムズムズしてじっと座っていられない。眠れない。家で横になっている。歩くとき前屈《かが》みになる」と幻聴・不眠・引きこもり・薬の副作用を訴えたため、教育入院を勧めたところ、納得して、十日後に入院しました。

入院前のCクリニックの処方では、オランザピンをはじめ五種類の第二世代抗精神病薬が出されており、その一日薬用量はクロ（注1）ルプロマジン換算で一五三〇ミリグラムとなっていて多剤（注2）併用大量療法の状況でした。睡眠薬も処方されていました。

入院後は、抗精神病薬としては一日にオランザピン　二〇ミリグラムだけの単剤療法（クロルプロマジン換算値は八〇〇ミリグラム）とし、気分安定薬のバルプロ酸ナトリウム　四〇〇ミリグラムとクロナゼパム　一ミリグラムを補助薬として併用し、抗パーキンソン薬のビペリデン　二ミリグラムや睡眠薬も使用しながら薬物療法を始めました。

入院二日目、「物事に集中することが難しい。頭の機能が落ちている感じがする。昼は寝ている。体の周りに空気のバリアが張ってある気がする。フワフワする」と述べ、入院前とあまり変わりませんでした。

入院三日目、「足のムズムズはかなり減った。キーンという音もちょっとだけ良くなった。自分がいじめた子に土下座して謝らないといけない。治るのに五年かかると思う」などと述べ、幻聴はやや改善し、副作用も軽くなっているようでしたが、妄想は不変のようでした。

入院六日目、患者心理教育「統合失調症に負けないぞ教室」に参加し始めました。（第一回目は、「幻聴君と妄想さんを語る会①」でした）

入院七日目、「昨日、ビデオを見て、『罰せられている』というのは、妄想なのかと思うようになった。以前はそうは思わなかったが」と、昨日の患者心理教育に参加しての感想を述べていました。しかし、同時に「声が聞こえたり、足がムズムズしたり、眠りが浅い」と述べ、病状の改善は芳《かんば》しくありませんでした。

（注1）クロルプロマジン換算：抗精神病薬の力を比べるときに用いる方法。一番古くから使用されている抗精神病薬であるクロルプロマジンという薬のどれだけの量に相当するかを求めることを言う。例えば、リスペリドン　一ミリグラムはクロルプロマジン　一〇〇ミリグラムに相当し、オランザピン　一ミリグラムはクロルプロマジン　四〇ミリグラムに相当し、アリピプラゾール　一ミリグラムはクロルプロマジン　二五ミリグラムに相当すると判定される。

（注2）多剤併用大量療法：使用する抗精神病薬の種類が複数だと「多剤」と言い、一日に飲む抗精神病薬の総薬用量が、クロルプロマジン換算値で一〇〇〇ミリグラムを超えると「大量療法」と言う。

入院十三日目〜入院二十七日目、「幻聴教室」、「新しい集団精神療法」、「幻聴君と妄想さんを語る会②」の三つのプログラムに参加しました。

入院三十四日目、「声はかなり小さい。眠れている。作業療法にも参加できている。入院した甲斐《かい》があった」と述べ、病状が軽減しているようでした。

入院三十七日目、「声はほとんど聞こえなくなった。ムズムズも大分良くなった。眠れている。『負けないぞ教室』に出て、色々な症状の人がいるんだと思った。私だけじゃないと思った。幻聴の対処法は分かりました」と述べ、患者心理教育に参加して病状は良くなり、自信もついたようでした。

入院四十一日目、退院しました。退院時には、前屈みになって歩くというパーキンソン症状の副作用用は消失していました。

退院時処方は、オランザピン 二〇ミリグラム、バルプロ酸ナトリウム 六〇〇ミリグラム、クロナゼパム 二・五ミリグラム、ビペリデン 二ミリグラム／日と、補助薬がやや増えていましたが、単剤療法であり、抗精神病薬の用量は入院前のほぼ半分でした。睡眠薬は、薬の力的には入院前とほとんど同じでした。

患者さんは、退院後きちんと通院しています。外来診察では、患者さんは「入院して友達ができたのが良かった。幻聴の声は小さいし、無視してうまく対処できているので大丈夫だ。ムズムズもなく眠れている。外出できているし、歩くのも大丈夫だ。今後は作業所(注1)に行こうと思う」と笑顔で述べていました。付き添って来ている母親は、「入院する前は喋ることもなく引きこもっていたのに、今は別人のようだ。よく外出するし、手伝いをしてくれるし、働きたいとまで言うし、ものすごく元気になってびっくりした」と、私に対し感謝の言葉を述べていました。

このケースでは、私のもとに来る前は、多剤併用大量療法で、アカシジア(注2)、パーキンソン症状などの副作用もかなり出ているという状況でした。しかし、患者さんは、今回入院する前は、入院治療に期待しているという様子は全くありませんでした。私が教育入院を勧め母親も同意見だったため入院したにすぎないという状況だったと言えます。ところが、

(注1)　作業所：多人数の患者さんが集まって、集団で作業（単純作業が多い）をすることで、社会生活能力の向上を図る通所施設。社会復帰へのステップとしては、デイケアより一段高いものであると言える。

(注2)　アカシジア：静座不能とも言う。抗精神病薬の副作用の一つ。患者が「ムズムズ、ソワソワして居ても立ってもいられない」と表現する状況である。患者は、つい立ち上がって歩き回ってしまうことになりやすい。

薬物療法は、単剤療法に変わり薬用量は減ったにもかかわらず、入院後に病状が悪化することはありませんでしたし、入院後二週間目から患者心理教育に参加し始めてからは、病状は改善に向かい、入院後四週間目ごろにはかなり良くなっていました。当然ながら、退院時には、副作用もすっかり軽くなっていました。しかも、退院後も悪化することはなく、入院前とは別人のようだと言われるほど元気になっていました。

このケースは、統合失調症治療で大事なことは、薬物療法に頼りすぎず、心理社会的療法をしっかりやることだということを示しています。

鉄則6

患者さんが振り回されなければ、幻聴や妄想はあってもいいんだと理解しましょう

(1) ジョン・ナッシュさんの場合

世界でも稀《まれ》に見るほど回復した統合失調症の患者さんとされる、アメリカの数学者でノーベル経済学賞受賞者であるジョン・ナッシュさんの場合を見てみましょう。ジョン・ナッシュさんは、二〇〇二年のアカデミー賞作品賞を受賞した映画『ビューティフル・マインド』の主人公になっています。

ジョン・ナッシュさんは、拒薬して再発することを何度も繰り返し、三十年間入退院を繰り返しました。彼は、最初は薬を飲まなかったのです。薬を飲むと数学ができなくなるというのが、その理由でした。彼の奥さんが、薬を飲んでくださいと必死に説得して、ようやく彼は薬を飲み始めたのです。その結果、彼は回復し大学に復帰できました。

ノーベル賞に輝いた業績は、統合失調症の発症前の若いころのものですから、当然ながら薬を飲んで安定して大学に戻れたからノーベル賞を取れたのではありません。とはいえ、彼は、統合失調症治療薬を飲まなければ、おそらくノーベル賞授賞式に出て家族と共に喜びを分かち合うことはできなかったでしょうし、病識を持つことすらできなかったでしょう。

さて、映画の一場面を紹介しましょう。ジョン・ナッシュさんがノーベル賞授賞式場から退出する時のシーンです。彼には自分を見張っている数人の姿が見えていたのですが、彼は、その姿を非現実のものだと理解して、無視して平然と歩いていきました。

これは、おそらく社会的に立派に適応した時期であってもジョン・ナッシュさんには幻聴（映像ですから、幻聴ではなくて幻視(注)にしたのだろうと思います）があったことを表現しているのだろうと思います。

このジョン・ナッシュさんのように、幻聴や妄想に振り回されずうまく対処できれば、幻聴や妄想があっても良いと考えましょう。

このジョン・ナッシュさんの在《あ》り方が、統合失調症から回復している姿と言って良いのだろうと思います。

（2）退院後八年にわたって毎週一回通院している症例

四十代の女性です。十八年前に離婚しました。このころから易怒《いど》的（怒りっぽいこと）で対人関係上のトラブルが多くなり、仕事に就いても長続きしなくなりました。姉が心配して、患者さんをいくつもの病院やクリニックに連れて行きましたが、通院しなかったり、通院しても中断してしまったりの繰り返しでした。十年前のある時、患者さんは、幻聴がひどくて近所の人に向かって大声で怒鳴り、自宅の外へ物を投げるなどの迷惑行為を続けるため、母に無理矢理連れられて私のもとを受診しました。患者さんは、「母に騙《だま》された。入院するつもりはありません」と大声で怒鳴りながら、病院の廊下を病棟へ向かい医療保護入院となりました。

翌日、私は病名告知をしましたが、「周りがひどい。母が勝手なことをした」と言うなど病識はありませんでした。入院一カ月後、「幻聴君と妄想さんを語る会」に参加して、「自分は、四年前から聞こえる声に悩んでいたし、それが本当の世界だと思ってきた。ここに来て、やっと自分がどういう病気かを知った」との意見を述べました。その後、「新しい集団精神療法」に出ての感想では、「薬で再発がかなり減っているのを知って驚いた」と述べていました。患者さんは、二カ月間の入院治療を受けた後、退院しました。

退院後現在まで約八年が経過していますが、再入院することなく毎週私の外来に通って、きちんと薬を飲めています。この患者さんは、診察時「今でも、隣の部屋の人がわざと大きな音を立てて嫌がらせをしてくると感じたり、外出した時に、二〜三人

（注）幻視：対象なき知覚のことを幻覚と言う。幻覚には色々あって、視覚に関する幻覚を幻視と言う。一般的に統合失調症では、幻聴に比べ幻視は出にくいとされている。

の人たちが話をしていると自分の悪口を言っているように思ったり、携帯電話で話している人を見ると、自分を見張っているように思えたりする。以前の自分だったら、このようなことがあると、大声で怒鳴ってトラブルになってしまっていたのだろうが、今は違う。薬を飲んでいるから」と述べています。また、「薬を飲まないと病気が悪くなってしまう。病気に負けないためにも薬をください」と述べることもあります。毎回診察時には、小さなノートに様々な想いを書いてきて私に見せてくれますが、そのノートからは、幻聴や妄想の存在に苦しみながらも前向きに生きている患者さんの姿が見てとれます。

この患者さんは、私が診ている患者さんの中で、最も回復できた患者さんの一人です。この患者さんは、退院する時には幻聴や妄想はありませんでした。退院すると、ストレスが高くなりますので、幻聴や妄想が再び出てしまうのだろうと思います。しかし、入院中の患者心理教育で、病識を獲得し幻聴や妄想への対処法を身につけていますので、現在幻聴や妄想があっても何とか元気に暮らせているのです。

いずれにしても、私がこのように最高評価を与えている患者さんでも、幻聴や妄想は続いているのです。

(3)入院中から退院後にかけて四年間にわたり、家族が家族心理教育に参加し続けている患者の場合

二十代の女性です。十年前から、不安を訴え始め、九年前からは、不眠・食欲不振でAクリニックに通院し始めました。八年前、「人の言うことがよく分からない」と訴え、母に甘えたり興奮して暴力を振るったりするようになったため、当院を受診し入院しました。退院後は通院していましたが、七年前、拒薬し不眠で、緘黙《かんもく》(注)になったり興奮し暴力行為があったりするため再入院しました。この時は、私は主治医ではありませんでした。

入院後約二年が経過したころ(五年前)に、私が主治医になりました。私は、患者さんに病名告知をして患者心理教育への参加を促しました。前主治医の薬物療法は多

(注)緘黙：患者が、意識はしっかりしているのに、全く発語しない様子を言う。

剤併用大量療法（五種類の抗精神病薬を使用し、一日薬用量はクロルプロマジン換算三〇一六ミリグラムでした）でしたが、私は最終的に第二世代抗精神病薬の単剤療法（一日薬用量：クロルプロマジン換算八〇〇ミリグラム）に切り替えました。その後、患者さんは、患者心理教育で、病気であるのは自分だけではない、自分も社会に参加できるのだと感じ取り、退院の希望を持てるようになっていました。また、幻聴や妄想への対処法を学習して、幻聴に支配され情動不安定になるようなこともなくなりました。その結果、主治医交代後四カ月で退院しました。残念なことに、その後も不安定になるたびに三回再入院しています。しかし、再入院の期間は、だんだん短くなっていました。三年前に退院して以来は、現在まで再入院することなく通院できています。今まで、この患者さんが、こんなに長期間入院することなく安定していることはありませんでした。

患者さんの両親は、私が主治医になって二回目の再入院中から家族心理教育に参加するようになりました。この時から、ご家族がlowEEになり始めました。そして、その後四年間ずっと家族心理教育（家族教室と家族会）に継続して参加しています。その結果、ご家族の病気の理解が深まって患者さんへの接し方が変わり、患者さんは安心しご家族への信頼が増してきたように思います。

患者さんは、「家で安心できている。家族の雰囲気が変わってきたので楽だ。（自分のことを家族に）分かってもらえるようになっていると思う」と述べています。

ご家族は、患者さんの幻聴や妄想が強まって調子が悪い時でも笑顔があり、「薬を増やしてほしい」とは言わず、うまく患者さんに接することで対処して乗り切れています。ご家族は、「幻聴や妄想は無くならないが、それでいいんだと思っている。（患者さんが）うまく日常生活が送ることができ、社会参加できるように支えていこうと思っている」と、ある家族会で発言していました。

この症例のように、患者さんだけでなくご家族も、幻聴や妄想は、患者が振り回されなければあってもよいのだと理解できることが大切です。

（4）自分を客観視でき社会参加を目指している外来症例

二十代の男性です。患者さんは、私のところに転院してきて通院三年目です。鎮静が少ない薬に変更することを求めて、私のもとに来ました。患者さんは、通院患者として患者心理教育に参加しました。同時に、ご家族も家族心理教育に参加するようになり、継続して家族会にも参加しています。

最近、患者さんは診察で「頭がすっきりしたが、幻聴が前より増えた。しかし、以前のように幻聴に支配されているのではなく、幻聴を客観的に見ることができてうまく対処できるようになっている。だから、鎮静が少ない薬に変えて良かった。仲間を大切にしていきたいので、作業所に通えるようになりたい」と述べています。

親子で話し合いながら、文字通り二人三脚で、統合失調症からの回復を目指して、患者さんは幻聴がありながらもうまく病気を管理し、ご家族はそのような患者さんをサポートしながら、日々前進しようと努力しています。

（5）家族は幻聴や妄想にどう対処すれば良いでしょう

患者さんが、幻聴や妄想を喋り続けていたり、滅裂状態になったりした時には、ご家族はどんな態度を取れば良いのでしょう。

先ほどにも言いましたように、一般的対処法としましては、幻聴や妄想に対しては、否定（患者さんを刺激するだけです）も肯定（症状を助長します）もしてはいけないということです。

では、ご家族はどうすれば良いのでしょう。

ご家族は、「幻聴だから、妄想だからやめなさい」と話を遮るのではなく、受容・共感しようという気持ちが伝わるように、患者さんの傍にいて、ただひたすら聴くことしか方法はありません。聴き続けることによって、患者さんのその時の心の背後にある感情を汲み取ることができるでしょう。

その時、患者さんは、聴き続けてくれているご家族の態度から、自分の気持ちを分かってもらえていると感じて、安心することができるでしょう。

患者さんの気が済むだけ患者さんの話をよく聴いてあげた後で、「あなた（患者さん）は、そう考えるかもしれないが、私（ご家族）は、こんなふうにも考えられると思うが、どうだろう」と、ご家族の考えを伝えましょう。

つまり、二段階に分けて、患者さんの幻聴や妄想の話に対応しようということです。まず、患者さんの症状である考えを否定せずに聴くという段階があり、その後に、ご家族の考えを示す段階があると考えてください。

そして、幻聴や妄想に囚《とら》われていた患者さんが、現実世界にうまく注意を向けられるようになったら、「少し温かいものでも飲もうか」と、患者さんを誘いましょう。温かい飲み物は心を落ち着かせますし、飲むという行為は安心につながりますから。

そして、さりげなく日常生活の話題に変えていきましょう。患者さんのレジリエンスを活性化するように穏やかに語りかけ、どんな些細なことでも良いので、現実の話をしましょう。少しでも現実の世界を意識してもらえるようにしましょう。現実の世界を意識できるようになった分だけ、心の世界での異常体験に振り回されることが減るでしょうから。

日によっては、その後に「一緒に出かけようか」とか「一緒に○○をしようか」と、患者さんに外出や運動や共同作業に誘う日もあると良いでしょう。体を動かすと現実世界を意識できて良いですから。

幻聴や妄想へのご家族の対処法は、これしかないのだろうと思います。

どうか、心を落ち着けて根気よく対処してください。

鉄則７

家族心理教育に参加して、苦労している家族は自分たちだけではないと分かり心の荷を下ろしましょう

（１）家族心理教育の意義

家族心理教育に参加する意義について説明しましょう。

統合失調症は慢性疾患ですから、慢性身体疾患の高血圧症や糖尿病と同様に、患者さんが長期間にわたって治療を続けていくことが必要です。そのためには、ご家族の治療への参加が是非とも必要になります。

ご家族も統合失調症という病気とその治療について、よく学び理解して、患者さんをうまくサポートできるようになっていただきたいと思います。

そうなるためには、ご家族が家族心理教育に参加することが望まれます。

家族心理教育では、ご家族が患者さんの回復をサポートするために必要な統合失調症治

療に関する最新の知識と家族の在り方を知ることができます。

ちなみに、私が行っている家族心理教育（家族教室）の内容は、表6（六四ページ参照）のとおりです[18]。

ここで理解していただきたいことは、家族心理教育では、ご家族が、統合失調症に関する知識を身につけるよりも、患者さんの回復の助けとなる適切な家族の在り方を知ることの方が大事だということです。ですから、私は、家族心理教育でご家族に最新の知識を伝えることもしていますが、それ以上に患者さんのレジリエンスを高めるためのご家族の態度（患者さんへの接し方と病状への対処の仕方）について繰り返し説明するようにしています。

ところで、患者さんは、ご家族が患者さんを理解し援助するために、患者さんの病気について勉強していることを知ると、自分も病気を克服できるように頑張らなければならないと思ってくれるようになるものです。つまり、患者さんのレジリエンスが高まります。

また、ご家族が家族心理教育に参加すると、同じ病気の患者さんを抱えて同じように悩んでいる家族は自分たち以外にたくさんいるということが分かります。そして、「（統合失調症の患者を持って苦しんでいるのは）自分だけではないんだ」とホッとして不安が和らいで、緊張がほぐれて、少しかもしれませんが肩の荷が下ります。さらに、家族心理教育に参加する前までのように「自分たちだけで何とかしなくては」などと、ご家族は力《りき》まないでいられるようになります。

家族心理教育の場では、ご家族が、同じ病気の患者を抱えて同じように悩んでいる多くの家族の前で、安心感から自分の悲しみや苦しみや悔しさや焦りや孤立感を素直に話せるようになります。自分の心に共感し理解してくれる家族の仲間の存在は、患者さんの回復を願い頑張っていこうとするご家族の心を癒して、すぐには結果の出ないことによる無力感からご家族を解放してくれます。このような家族心理教育の場は同時に、病気と患者さんに付き合っていくご家族のエネルギーの補給に役立ちます。

実際、家族心理教育に参加したご家族に対してアンケートをしましたところ、家族心理教育開始前には、仲間が必要だと思っていた人は全くいなかったのに、教育終了後には、家族の仲間ができて良かったと思うご家族が非常に多くなっていることが分かりました。

ご家族が「自分だけではない」と感じて、家族心理教育に参加し続けることが、ご家族の心の余裕を増やすことにつながります。ご家族の患者さんに対する態度が変わって lowEE となれば、当然家庭の様子が変わってきます。そうすると、患者さんは安心し素直に、病気や生活や将来について家族に相談できるようになり、その結果、患者さんは回復へ向けていっそう頑張れるようになります。

以上のようなことが、家族心理教育の意義です。

ここで、以下に、症例を交えながら、家族心理教育での大事なポイントをもう少し詳しく説明しましょう。

知識を伝えるより心を伝える

二十代女性患者のご家族についてお話ししましょう。

患者さんは、十年前に、「人が自分のことを笑っている。体がフワフワして変だ。頭が焼きつくみたいに痛くて、思考のまとまりがない。長い文章が読めない。ずっと寝ている」というような、幻聴、妄想、思考障害、意欲減退で発症し、Aクリニックを受診し通院していました。しかし、二年前、情緒不安定になり六カ月間B病院に入院しました。

退院した年の十月、私のもとに転医してきました。患者さんは、「頭が痛い。昼夜逆転している。母が怒っている。母が腹が立つことばかり言う」と生活のリズムの乱れと母親に対する不満を訴えていました。

患者さんの通院開始と同時に、ご家族は、両親そろって家族心理教育に参加し始めました。以後、毎回必ず両親そろって参加しています。

しかし、最初のころは、「薬の話を聞きたい」とか「自分の娘は、統合失調症の何型なのか」などと、知識を求める発言ばかりを繰り返していました。

翌年二月、患者さんが「食事をしながら、初めて家族団欒《だんらん》を楽しめた。体調が良くなった」と述べ、家族の様子に変化が出てきたことが分かりました。

四月、『両親が一緒にやっていこう』と言う。家族がなごやかだ。家の空気が良くなった」と、ご家族の患者さんへの接し方が変わってきている様子を患者さんが表現しました。

八月、患者さんの「昼に起きられるように努力している。頭が焼けるように痛いことはなくなった。本は読みにくいが読めるようになった」との話から、患者さんの病状は随分良くなっているようでした。

九月、「父が真剣に聴いてくれるのが良い。父が変わった。母も頑張ってくれている。昼夜逆転が収まった」と述べ、生活のリズムが良くなっているようでした。

十月、「病気になる前はコミュニケーションができていなかった。ここに来る前は、家庭に会話がなくてひどかったし、だるくて寝ていた。最近は、両親が変わってきている。身だしなみにも気を配れるようになった」と述べていました。

十二月、「父と公園に行っている。母の夕飯の手伝いをしている。自分のできることをやっていこうと思う」と述べ、前向きになっている様子が窺《うかが》えました。

この症例では、初めは、患者さんは陰性症状と認知機能障害が主体の病状で、ご家族はhighEE《ハイイーイー》（lowEEとは反対の家族の患者に対する態度です。highEEの家族の場合、患者の再発再燃が多くなります。六七ページの注「LowEE」を参照してください）で患者さんへの接し方がうまくできていない状況でした。しかし、ご家族は、家族心理教育へ継続して参加することにより、私が家族心理教育で伝えようとしている受容・共感とlowEEの大切さを理解し、徐々に患者さんへの接し方を変えることができるようになったのだろうと思います。そのご家族の変化に安心した患者さんは、病状が改善して、無理のない目標を掲げて前進できるようになったと言えるでしょう。このように、家族心理教育では、病気の知識を伝えることが大事なのではなく、患者さんに向き合う家族の心について伝えることが大切なのです。

家族が学んだことを患者に伝えた結果患者の病状が好転した症例

患者さんは、二十代女性です。患者さんは、幻聴・幻視があり、被害関係妄想（注）・恋愛妄想などがあり、二回入院したことがありました。通院していましたが、ある年の二月、意欲低下があり外出できなくなって、通院を中断してしまいました。すると、母親が患者さんの代わりに来院するようになり、私に「薬を変えてほしい」と言ったりイライラをぶつけたりしました。これに対して、私は、「主治医としての治療方針があるので、薬を変えることはできない」と説明して要求をお断りするとともに、母親に家族心理教育への参加を勧めました。

四月、母親は、私の言葉を理解し、家族心理教育に参加するようになりました。

（注）被害関係妄想：最もよくみられる妄想の一つ。被害妄想は、自分は害を加えられ苦しめられているという誤った考えで、例えば「隣人に監視されていて怖い。殺される」、「家族によって食べ物に毒を盛られている」などと表現される。関係妄想は、周囲の無関係なことを自分に関係づけてしまうという誤った考えで、例えば「外出すると、いつも自分のあとをつけたり見張っていたりする人がいて、携帯電話で話をしているる。自分のことを連絡し合っているのだ」などと表現される。

六月、ご家族は、家族心理教育で配布される統合失調症に関する資料を家で患者さんに見せたそうです。そうしたら、患者さんは「統合失調症は脳の病気だと分かったし、服薬の必要性についても分かって、ちょっと落ち着いた」と母親に話したそうです。

八月、通院中断していた患者さんが通院を再開しました。

最終的には、患者さんは、老人保健施設の介護員募集に応募し、面接時には「自分は統合失調症である」と自ら話して働く意思を示すほどになりました。そして、患者さんは、無事老人保健施設に採用され働くようになりました。つまり、病識を持ち社会参加できるようになったのです。

この症例は、ご家族が、焦らず落ち着いて、病気について勉強するようになると、それをきっかけにして、患者さんが回復への道を歩み始めるようになることがあるということを示しています。

家族心理教育に参加し患者に寄り添えるようになった家族

このご家族の患者さんは、現在通院中の慢性期の方です。以下の発言は、八回シリーズの家族心理教育の最後の八回目にあったものです。ご家族（両親）は、それまでの家族心理教育でも毎回のように発言していましたが、発言はすべて患者の病識のなさや抑制の利かない行動などを非難する highEE 的な内容のものばかりでした。

母親は、次のように発言しました。「十二年間になるが、日々悪戦苦闘しながら今日まで来てしまった。家族心理教育に出て、（患者が）良くならなければいけないというのではなく、諦めというか、（患者の）ありのままを受け入れなければならないと思うようになった。人から言われたのではなく、ここに来てようやく、そう思えるようになった。今まで色んな（患者に対する）不満を言ってきたが、自分（母親）に都合の良い考えばかりだったのだと思う。ここで勉強して、長い道のりを越えてやっと病気を受け入れ、患者に寄り添って生きていくことが一番大切だと思うようになった」。一方、父親は、「家族心理教育に参加して、ぼやっとだが分かってきたように思う。自分（父親）が楽になれば患者も楽になるんじゃないかと思う」と発言しました。

この発言を聞いた私はびっくりするとともに感激しました。母親の「病気を受け入れ、患者に寄り添って生きていくことが一番大切だと思うようになった」、「人から言われたのではなく、ここに来てようやく、そう思えるようになった」という言葉と、父親の「ぼやっとだが分かってきた」という言葉は、ご家族が思考の転換を行った結果、湧き上がってくるように心から分かったということを示しています。この言葉は、非常に大きな意味を持った素晴らしいものであり、患者さんにとって最も助けとなるものでしょう。この両親の発言は、受容と共感というあるべきご家族の患者さんに対する基本的態度に通じるものであり、患者さんを温かく包み込むものであると思います。

このご家族の患者さんは、必ずや病状が改善していくことでしょう。

家族の仲間ができると安心です

家族心理教育に参加したご家族は、家族の仲間ができて良かったと発言する人がたくさんいます。

こういうことです。たいてい、はじめは、家族心理教育に参加しようとするご家族は、「自分の患者の再発を防ぎたい。治療法を知りたい。そのための知識・技術が欲しい」というように「自分たちだけで何とかしたい」という思いを多く持っていますが、仲間が欲しいとは思っていません。ところが、ご家族は、いざ家族心理教育に参加してみると、同じ体験をした他の家族の話からは得ることが多く、話し合うことの大事さに気づき、家族の仲間の重要性が感じられるのです。

ご家族は、家族心理教育に参加して、家族の仲間ができると、悩んでいるのは自分だけではないんだとの想いで支えられて安心できます。

心を言葉に変え心を軽くしましょう

家族心理教育には、毎回二十人前後のご家族が参加していますが、よく発言する人とあまり発言しない人がいます。家族心理教育に参加する他の家族の発言を聴くことは大きな価値がありますが、それと同時に、積極的に自ら発言することも大切です。人は、言葉に変えて話すことにより、自分の心を整理できますし、それまで発見できなかった自分の心に気づくこともあります。そうすれば、ご家族の心は軽くなるだろうと思います。人は、心の裏表なく生きることが幸せですから、気づいて悩むことがあっても、気づいた分だけ心の表と裏の違いが小さくなり、心は必ず軽くなります。こんなことを言っていいのだろうかとか、何を話すべきだろうかとか考えすぎず、思いつくことを素直に話してみましょう。

家族心理教育に参加し、ご家族の心を言葉に変えて心を軽くしましょう。

(2) 家族心理教育に参加して学ぶ大事なこと

家族の話し方と日常生活

原則的には、ご家族は、家の中で高い大きな声で話したり早口に話したりするのではなく、低くなるべく大きくない声でゆっくり話す方が良いでしょう。家族同士でもそうですが、特に患者さんに対してはそうしましょう。患者さんは、日常の音に過敏になっていることが多いため、ご家族が、lowEE になるには大きくない声がふさわしいでしょう。また、大きな声では、話したいことが十分に伝わらず、その時の話し手の感情だけが伝わるということもあるでしょうから、大きくはない声で話した方が良いでしょう。しかし、ひそひそと話しては、患者さんの被害妄想を強めてしまうので、それも良くないでしょう。

さて、ご家族の日常生活での原則はどうでしょうか。

患者さんの①レジリエンスに働きかけ、患者さんに②コンステレーション[注]に気づいてもらい、患者さんの③ノーマライゼーションを手助けする、ということが、患者さんの回復へ向けたご家族の日常の三段階であると言えるでしょう。

ですから、各段階ごとの患者さんの家庭での日常生活がうまくできるように工夫することが、ご家族の日常生活での原則となるでしょう。

ここでいうコンステレーションとは、患者さんが自分の周りにはご家族・患者の仲間・主治医・医療スタッフが居てくれるから良くなったと感じられることであり[18]、ノーマライゼーションとは、簡単に言えば、患者さんが健常者と一緒に生きられるようになることです[14]。

それぞれの段階での日常生活を考えてみましょう。

（注）コンステレーション（constellation）：布置《ふち》と訳す。元々の意味は、星座。患者さんが、良くなった時に、自分の周りを見渡し、ご家族・患者の仲間・主治医・医療スタッフが自分の傍に居てくれるから良くなれたのだと感じられること。これらの人々は、恩着せがましく、あるいは、見返りを求めて、患者さんの周りに集っているのではなく、自然と星座を形作るように存在しているということ。

①レジリエンスに働きかける

一人ひとりに必ず常にみなぎっている生きる力（レジリエンス）を患者さんに発揮してもらうためには、患者さんを「出来ない人」と見るのではなく、「出来るようになる準備をしている人」と見ていくことが大事でしょう。

そうすると、ご家族は、患者さんを幻覚妄想がひどいからと無視したり、引きこもりだからと放っておいたりするのではなく、たわいのない会話でも良いので、大事な家族の一員である患者さんに声を掛け、患者さんが安心でき、患者さんから回復への勇気を引き出せるように関わっていくことが大事です。

患者さんは、ご家族と話をすることで、症状に惑《まど》わされることなく現実に目を向けることができるようになるでしょうし、同時に、症状に振り回されなくなることで、症状が少なくなることも期待できるようになるでしょう。

②コンステレーションに気づいてもらう

患者さんに、自分は家族によって支えられているから大丈夫だと感じてもらえるようになれると良いでしょう。患者さんが、心から家族の一員であることを感じられるようになることは大事なことです。そうなれば、患者さんの世界は、一人の世界からみんなと一緒にいる世界へと変わることができます。

そのために、いつも患者さんを家族同士の温かな会話の輪の中に誘いましょう。ただし、無理強《じ》いしてはいけません。家族が傍にいてくれて分かってくれているから安心だと、患者さんに思ってもらえるようにしましょう。

③ノーマライゼーションを手助けする

患者さんの病状に応じた相談を患者さんとしていきましょう。いつも患者さんと相談しながら、患者さんが何ならできるのか、患者さんに何ならしてもらえるのかを決めていきましょう。無理をさせてはいけません。

回復を急ぐあまり、患者さんの歩みに干渉しすぎるのはやめましょう。

患者さんといつも相談しながら、患者さんができることは患者さんにしてもらうようにすること、患者さんに家庭での役割を小さなものでも良いので担ってもらえるようにすることが大切です。

そうすることが、患者さんのノーマライゼーションにつながります。

患者の生活リズムと家族の関わり

リハビリでは、やはり、患者さんの毎日の生活リズムが基本となるでしょう。朝、太陽が昇れば起きて、明るい昼は活動して、そして、太陽が沈み暗くなった夜には眠るのが、人間の命の基本ですから、患者さんは、まずこのリズムで生活するようにしましょう。

患者さんがご家族と同じ生活リズムを持てれば、患者さんとご家族の間のコミュニケーションがしやすくなるでしょう。

ご家族は、患者さんに日課を作ろうと話しましょう。そして、「私（ご家族）も手伝うから一緒にやろう」と、患者さんに家族との共同作業をすることを促しましょう。共同作業は、家事でも買い物でも散歩でも何でも良いのです。

回復への身近な第一歩としては、患者さんが日課の一つとして家の手伝い（例えば、食事の準備や後片付けの一部の手伝い、家の中の掃除の一部の手伝い、洗濯物を干したり畳《たた》んだりの手伝い、風呂場の掃除の手伝い、庭の草取り、毎日ではない犬の散歩や買い物など）をできるようになると良いでしょう。患者さんにとって無理のない簡単な内容の家庭内の仕事が良いでしょう。実践ができたら褒めることも大切です。

その延長上に、患者さんが周囲の人に自ら相談できるようになることが期待できるでしょう。

さらに、患者さんが希望を持ち目標を持てるように、ご家族として相談に乗ってあげると良いでしょう。

ご家族は、患者さんが今できそうな小さな目標を立て、それがうまくできたら、もう少しだけ高い目標を作っていくように見守りましょう。それを繰り返しましょう。しかし、その目標は、患者さんの限界を越えるものであってはいけません。

例を挙げましょう。こんな患者さんがいます。

患者さんは、なかなか外へ出られませんでした。ある時、母親に促されて雑巾《ぞうきん》を縫いました。それから、患者さんは雑巾を毎日作るようになりました。次に、母親に促されて、作った雑巾を人にあげるために、母親と一緒に雑巾を持って外出できるようになりました。その後、大分経ちましたが、患者さんはまだ自分一人で雑巾を持って外出する自信はないようで、母親も患者さんに「一人で外出してきたら」とは言いません。母親は無理に患者さんの行動を拡大させることは控えています。

はじめの話に戻します。

まずは、ご家族は、患者さんがリズムよく生活できるようになれば、患者さんを褒めましょう。これが、リハビリの、つまり回復の基本の一つですから。

患者さんが、生活上の自信を深めれば、患者さんのレジリエンスを高めることができますし、レジリエンスが高まれば回復への力が増すでしょう。

患者の日常生活上の問題が起こったら

ご家族が患者さんと一緒に住んでいて、日常生活上で何か問題が生じれば、**問題解決法**で対処していきましょう[14、18]。問題は、症状の一部であったり、薬物療法の副作用の結果であったり、病気で顕著《けんちょ》になった情緒の不安定性から生じたものであったり、将来への不安から生じたものであったり、様々だろうと思います。

具体的には、例えば、患者さんの生活リズムがご家族とずれている、患者さんの金遣いが荒い、患者さんがご家族に行き先を言わずに外出する、患者さんが水を飲みすぎたり食べすぎたりする、患者さんが薬を飲み忘れるなど、色々なことが問題となるでしょう。

問題解決法では、日常生活の問題が生じたら、患者さんとご家族の両者がその問題を解決するための案をいくつか出し合い、相談した後に一つの案を選びます。そして、まずその案に従って問題に対処してみます。うまくいかなければ、変更して次の案を選び直します。

例を挙げて説明しましょう。よくある日常の問題に、患者さんがご家族からもらったお金を一度に使ってしまい、すぐ次のお金を要求するので、ご家族が困ってしまうということがあります。こういうときには、まず、ご家族は患者さんに、「小遣いの使い方について相談しよう」と声をかけます。ここで、問題解決法を用います。つまり、患者さんに自分なりのうまく小遣いを使う方法（自分勝手な方法かもしれません）を提案してもらい、ご家族も希望する小遣いの使用方法（計画的に使うことなど）を提案します。患者さんとご家族がよく話し合って、患者さんが守れてご家族も納得できる一つの方法を決めて、その方法を患者さんに実行してもらいます。うまくいかなければ、次の方法を相談して決めます。

ご家族は患者さんの行動にただ嘆くのではなく、ただ怒ったりやめるように言ったりするのではなく、何でも患者さんと相談しながら行っていこうということです。

このようなご家族の態度そのものが、患者さんのレジリエンスに響くだろうと思います。

鉄則８　家族会に参加して仲間を作り、うまく患者さんと付き合えている他の家族の真似をしましょう

（1）家族会の意義

家族会には、同じ統合失調症の患者さんを持つご家族が集まっていますので、参加家族は、鎧《よろい》を脱いで、力を抜いて、素直に話すことができます。そして、他の家族がしている患者さんに対するケアでの苦労や工夫を聴くことにより、ご家族は、共感し自分の過去を振り返り、自分を慰め、また自分の将来を見通し、これから起こりそうなことを予測したり、対策を講じたりすることができるようになります。

家族会に参加する大きなメリットの一つは、ご家族が、うまく病気と付き合えている他の家族を知り、その家族の真似ができることです。つまり、lowEEとなって、幻聴・妄想や引きこもりなどの症状を持つ患者さんをうまく理解（共感）し受け入れ（受容）、う

まくサポートしている（愛の距離を保っている）家族の真似をしようということです（六六ページ参照）。

さらに、家族会では、患者の回復に必要な社会資源（ケアホーム、グループホーム、デイケア、デイナイトケア、作業所などや、福祉制度）に関する、患者さんとご家族が暮らす地域に密着した情報を得ることができるでしょう。

ご家族は、ぜひ家族会に参加しましょう。

参加して家族の仲間ができると、次第にご家族の表情にゆとりが出てきて、笑顔が見られるようになることは請け合いです。たとえ患者さんの病気の状況に変化がなくてもです。このようなご家族を私はたくさん見てきました。

ご家族が、家族心理教育に参加して統合失調症について勉強し、家族の仲間を作った後、その後も継続して家族会に入り、皆で家族心理教育で得たことの復習や家族間の情報交換をしていくことが大切です。私は、四カ月の家族教室（家族心理教育）が終わった後も、ご家族には、エンドレスの勉強の場である「みすみ会」（家族会）に参加するよう促しています[14,18]。

ご家族の皆さん、ぜひ家族心理教育に参加し家族会のメンバーになり、他の家族と仲間になり、一緒に統合失調症に打ち勝ち、患者さんの統合失調症からの回復をサポートしながら、自分の楽しみや生き甲斐《がい》を持ち、人生を大事にしていきましょう。

（2）家族会は一つの大きな家族です

家族会は、全体として一つの大きな家族のような働きを持っています。

参加家族は、家族会の場で、いつも張り詰めている緊張を一時ほぐされ、家族会のメンバーの笑顔に癒され、自分の心を慰めることができるでしょう。これにより、ご家族は、家族会で心のエネルギーを補充して、次の一カ月をまた頑張っていこうと思うことができるでしょう。

家族会のメンバーにとって、家族会は、生きていくための心の基地、すなわち、大きな家族のようなものだと言えます。

こんなご家族がいます。かなりの遠方から、毎月欠かさず家族会に参加している方です。ある家族会で、「家族会に参加することは、今の自分にとって『人生の命綱』のように大事なことだと思っている」と発言しました。この「人生の命綱」とは、大きな家族で得られる「安心」の究極的表現なのでしょう。

このご家族のように思っている方は、実は多いのだろうと思います。

（3）家族会に参加して学ぶ大事なこと

◎これまでを振り返り整理し、これからを見通し備える

私は、家族会では、なるべく多くの方に話をしてもらうようにしています。そして、ご家族の話には、どんな話でも私の意見を添えて答えるようにしています。なぜなら、参加しているご家族は、他の家族が話す経験や苦しんでいる状況に接し、それに対する私の話を聞き、これまでの自身の体験を振り返り、整理し、これからあるかもしれない問題を見通して、それに備えることができるだろうと思うからです。

ここで、「振り返り、整理する」と言いましたが、「振り返る」のは、反省するためではありません。「振り返る」ことで、前向きになれる気づきがあればいいなあと思うのです。

一つの例をご紹介しましょう。

ある家族会のことです。ご家族の一人が次のような発言をしました。「(自分と患者が)一緒に外出して歩いている時に、患者が突然大声を出したりするので困ってしまうことがあるが、こういう時はどうすれば良いだろうか」というものでした。この発言に対して、他の家族が「自分も同じような体験をしたことがある。しかし、今から思えば、当時は、自分は先生の言う『共感』ができていなかったんだと思う。それは家族の自分勝手な想いで、もう少し患者のことを考えてあげていれば、違った態度が取れたかもしれなかったと、今は思う」と発言しました。

私は感激しました。素晴らしい話です。

同じ経験のある他の参加家族は、この発言を聴いて気づき、まだそのような経験のない家族は、将来そのような経験をした時には、この発言内容を参考にして行動しようと心に期することでしょう。

これが、大事だろうと思います。

他の家族の真似をしましょう

患者さんが治療を続けていくうえでは、ご家族の理解と援助が必須となります。ですから、ご家族が統合失調症という病気とその治療についてよく理解して、患者さんをサポートしていくことが必要です。その際、ご家族は、うまく患者さんをサポートできている他の家族の方法を「真似る」ことが良いでしょう。

私が最近経験した驚きをご紹介します。

家族会に参加しているご家族から相談を受けました。「家族会で、家族は患者に寄り添い、患者を愛をもって受け止め、患者の前向きに生きる力を認めていかなければいけないと学んだ。そのように頑張っている多くの家族がいることも知った。実は、自分は息子を三十七年間ずっと入院させている。これではいけないと思うようになった。それで、息子を退院させようと思う。ついては、先生（私）、息子を診てもらえるだろうか」というものでした。患者さんは、高校生の時に奇異行動と家族への暴力があり入院となり、以来、お盆と正月の年二回に外泊する以外は、三十七年間継続して入院していたということでした。

その話があって、一カ月後、患者さんは退院し、私のところに母親と共に来ました。

患者さんは、表情乏しく、発語も少なく、ご家族が面倒をみていくにはかなり大変な様子でした。しかし、それから三カ月間、ご家族は、頑張って患者さんの面倒をみて、患者さんと一緒に私の外来に来ています。ご家族は音《ね》を上げることもなく、淡々と付き合っているように見えます。大したものです。

このケースの場合は、究極の真似と言えるでしょう。

鉄則9

自分たちだけで何とかしようと患者さんを抱え込まず、患者さんの回復について医療・行政・福祉スタッフにうまく相談していきましょう

（1）患者の自立に向けて

統合失調症という病気の大きな特徴は、患者さんの社会性の低下と言えます。ですから、統合失調症治療の目標は、患者さんの社会性の回復です。その延長上に患者さんの自立があると言えます。

患者さんの自立に至るまでの段階を、順番に考えてみましょう。

まず、社会性の回復の第一歩は、家庭内での家族とのコミュニケーションがうまくできるようになることでしょう。患者さんが所属する一番小さな社会は、家庭ですから、患者さんとご家族との人間関係が安心・信頼できるものである必要があります。さらに、患者さんが日課を作ったり家事の手伝いができたりするようになると良いでしょう。

社会性の回復の第二歩は、外出できるようになることです。外出して、医療スタッフに回復に関して相談しに行ったり、行政・福祉スタッフに利用できる福祉制度の相談をしに行ったりできるようになることが重要になります。

そのためには、患者さんは、症状への対処法を駆使して病気を管理していけることが必要です。そして、ご家族は、患者さんを抱え込まず、患者さんに声をかけ、一緒に医療・

行政・福祉スタッフにうまく相談していこうという態度を持つことが重要です。

社会性の回復の第三歩は、患者さんが、同じ病気の患者の仲間を作って、目的を持った行動ができるようになると良いでしょう。ここには、作業所に通うこととか患者さんの自助組織に参加することなどが入るでしょう。

最後の目標は、患者さんが色々な人と相談しながらも自立して生活できるようになることです。

社会性の回復の歩み

第一歩…家庭内での家族とのコミュニケーションがうまくできるようになること（日課を作る、家事の手伝いができるなど）

第二歩…外出できるようになること。外出して、医療・行政・福祉スタッフに相談しに行けるようになること

第三歩…同じ病気の仲間を作って、目的を持った行動ができるようになること（作業所や自助組織に参加するなど）

⬅ **最後の目標**
「患者さんが色々な人と相談しながらも自立して生活できるようになること」

症例を紹介しましょう。

二十代の女性です。幻聴・被害妄想・意欲低下などがあり、これまでに二回入院したことがあります。二回目の入院から私が担当しています。入院して、幻聴への対処がうまくできるようになって退院しました。しかし、退院後は、意欲減退が続いていて、家で臥床《がしょう》気味でした。少し元気が出てきたころ、作業所に通えるようになりました。私はこれだけでも素晴らしいと思いましたが、しばらく通った後、患者さんは、遠く離れた都市で一人での寮生活をしながら学校に通いたいと言い出しました。その時、ご家族は、患者さんを抱え込むことなく、患者さんの自主性を尊重し、患者さんがご家族へ毎日電話を掛けることを条件に、自立に向けてサポートしていくことにしました。

これまた素晴らしいことです。

その後、患者さんは、私のところに通院する日は実家に帰ってきて、元気にやれていることを私に報告しに来てくれています。

今、患者さんは、外国でホームステイしながら、さらに勉強したいとの希望があり、着々と準備を進めています。でも、幻聴や被害妄想は続いています。

（2）「親亡き後」の不安をなくそう

ご家族が患者さんを抱え込んでしまっていて、患者さんが引きこもり外へ出ないでいる状態では、ご家族は当然親が亡くなった後のことが心配になるでしょう。この状態がいわゆる「親亡き後」の不安ということだろうと思います[18]。

「統合失調症からの回復」とは、患者さんが患者の仲間やご家族や医療者や行政・福祉スタッフに相談できるようになっていることを言うと、私は考えています。

患者さんが、自分自身を客観的に観察する目を失わず、病気の症状に振り回されずに、日常生活を送りながら周囲にうまく相談していくことは、患者さんにとってなかなか大変なことでしょうが、患者さんの人生を大事にしていくためには最も重要なことだと思います。

このようなことができている患者さんは、いわゆる「親亡き後」の親の手助けを失った状況でも、社会資源（ケアホーム、グループホーム、デイケア、デイナイトケア、作業所などや、福祉制度）を利用して患者さんの仲間と共になんとか生きていけます。

そして、患者さんは、病気をうまく管理しながら、成功体験を積み上げていけると良いでしょう。成功体験とは、なにも仕事に就いて働くことを意味しているわけではありません。

患者さんが、家庭の中での小さな役割でも果たせれば、それで良いのです。患者さんが、毎日できていることを納得でき、それが家族のためにもなっていると確認できることが成功体験です。

ご家族は、病からの回復について十分理解し、患者さんが継続して治療を続けられるように、lowEE家族として患者さんを褒め、サポートしつつ、回復の段階に合わせて社会資源をうまく活用していけるように患者さんを援助していくことが大切です。

ご家族だけで何とかしようとは、考えないでください。

鉄則10　患者さんが自分なりの人生を歩めるように援助しながら、ご家族自身の人生も大事にしていきましょう

（1）統合失調症からの回復と家族

ご家族は、どうか悲観的にならず諦めず、患者さんの生きる力・回復する力（レジリエンス）を信じて、患者さんを見守ってあげてください。万が一にも、患者さんを突き放したり見捨てたりしないでください。

ご家族として、今をしっかり生きていければ、患者さんの病気は何とかなると考えましょう。

おそらく人は、誰でも少なくとも一回は、人生という一生の中の様々な時点で、乗り越

えるのに非常な努力を要する苦難に遭遇するものではないでしょうか。しかし、苦難の種類や程度は違っても、多くの人々は、何とか苦難を克服しようと頑張っていくものでしょう。そうしていると、良いことがあったり何とかなったりするものではないでしょうか。前向きに生きていこうとする人間にとって、越えられない苦難はないのではないでしょうか。

統合失調症の患者さんを持って苦労しているご家族は、たまたま今、治療が難しい病気に罹ってしまった患者さんのケアをするという苦難に立ち向かっているのです。

どうか、ご家族の皆さん、くじけることなく希望を持って生きてください。ご家族が悲観的になってしまっては、ご家族の生きる力が萎《な》え、ひいては患者さんの回復する力を奪ってしまいかねないですから。

そのためには、ご家族は、家族心理教育や家族会に参加して、十分に統合失調症という病気を理解し、患者さんが回復するためのご家族の過ごし方がうまくできるようになりましょう。そして、ご家族は、自分の生き生きとした人生を大事にしていきましょう。

ご家族自身と患者さんの人生をより良くするために。

こんなご家族がいます。

家族会には数年間継続して参加している方です。患者さんは、別の病院にかかっており、私は診ていません。はじめのころの家族会では、患者さんの病状に振り回され苦悩の表情で、どう対応したら良いか困っているといった発言が多かったのですが、このごろの家族会では、いつも非常に明るい表情で笑顔を交えて話をしています。うまく患者さんの病気と付き合えているからでしょう。最近では、「子ども（患者さん）に『今日家族会に出たら、良いアドバイスをもらってきてほしい』と頼まれたので……」と発言し、ご家族と患者さんが、保護の関係にあるのではなく、回復に向かって歩む相棒的関係にあるように思えました。この方は、自分の人生をしっかり生きられているのでしょう。

（2）回復とはプロセスのこと

統合失調症治療の目標は、患者さんの病からの回復です。そして、回復とは、患者さんが病気を管理して健常者と共に社会に参加し（ノーマライゼーション）、患者さんの周りにいる様々な人々にサポートされ勇気づけられ（コンステレーションに気づくこと）、病気や日常生活についてうまく相談（教育－対処－相談モデルで理解）できるようになっていることです。

　では、「回復」には、何か達成すべき基準というものがあるのでしょうか。例えば、仕事に就いたり家事をきちんとできていたりすることなどを「回復」の定義の一つにしている専門家がいます。私は、「回復」にはそのような達成基準はなく、患者さんが病から回復しようと相談しながら日々頑張っていることが、すなわち、そのようなプロセス（過程）そのものが、回復している状態であると考えています。もちろん統合失調症の患者さんが仕事や家事ができることは素晴らしいことですが、仕事や家事ができてもうまく相談できていなければ、無理をしがちになったり孤立してしまったりして、生きるうえで困難が生じることがあるだろうと思います。逆に、統合失調症の患者さんは、周りの人たちにうまく相談できていれば、仕事や家事が十分できなくても、安心して生きていけるだろうと思うのです。

文献

（1）エイメンソン・C・S（訳　松島義博、荒井良直）：家族のための精神分裂病入門．星和書店、東京、二〇〇一

（2）Andreasen, NC : A unitary model of schizophrenia: Bleuler's "fragmented phrene" as schizencephaly. *Arch. Gen. Psychiatry*, 56 : 781-787, 1999.

（3）Green, NF, Neuchterlein, KH: Should schizphrenia be treated as a neurocognitive disorder? *Schizophrenia Bulletin*, 25 : 309-318, 1999.

（4）Liberman, RP et al : *Social Skills Training for Psychiatric Patients*. Pergamon Press, 1989.

（5）Purdon, SE, Jones, BD, Stip, E et al: Neuropsychological change in early phase schizophrenia during 12 months of treatment with olanzapine, risperidone, or haloperidol. The Canadian Collaborative Group for research in schizophrenia. *Arch. Gen. Psychiatry*, 57 : 249-258, 2000.

（6）シュビング・G（訳　小川信男、船渡川佐知子）：精神病者の魂への道．みすず書房、一九六六

（7）渡部和成：患者・家族心理教育は統合失調症の長期予後を良好にする　Ⅰ．ビデオを利用した認知集団精神療法の統合失調症治療における効果．臨床精神薬理、七：一三四一―一三五三、二〇〇四

（8）渡部和成：新しい統合失調症治療―患者と家族が主体のこころの医療．アルタ出版、東京、二〇〇六

（9）渡部和成：急性期統合失調症における olanzapine 口腔内崩壊錠または risperidone 内用液単剤による入院治療経過の特徴．臨床精神薬理、一〇：九九五―一〇〇二、二〇〇七

（10）渡部和成：初発および再発統合失調症の急性期入院症例におけるクライエント・パス（患者による

治療経過評価）を利用した治療経過の特徴．精神医学、四九：一六一一―一六九、二〇〇七
(11) 渡部和成：統合失調症をライトに生きる―精神科医からのメッセージ．永井書店、大阪、二〇〇七
(12) 渡部和成：Olanzapine あるいは risperidone 単剤で入院治療を行った統合失調症患者の退院後の非再入院率と通院単剤治療継続率の検討．臨床精神薬理、一一：一五〇五―一五一四、二〇〇八
(13) 渡部和成：病識のない慢性統合失調症通院患者に対する短期教育入院の試み．精神科治療学、二四：一三三三―一三三七、二〇〇九
(14) 渡部和成：統合失調症から回復するコツ―何を心がけるべきか．星和書店、東京、二〇〇九
(15) 渡部和成：統合失調症患者と家族への心理教育は五年非再入院率を高める．精神神経学雑誌、二〇〇九特別号、S四九九
(16) 渡部和成：統合失調症治療における「ビデオ利用型認知集団精神療法」の治療的意義．精神神経学雑誌、二〇〇九特別号、S四九九
(17) 渡部和成：統合失調症入院治療における患者心理教育の効果と抗精神病薬処方の関係．臨床精神薬理、一二：一八一七―一八二三、二〇〇九
(18) 渡部和成：統合失調症に負けない家族のコツ―読む家族教室．星和書店、東京、二〇一〇
(19) 渡部和成：図解決定版　統合失調症を乗りこえる！　正しい知識と最新治療．日東書院本社、東京、二〇一〇
(20) 渡部和成：Olanzapine と「教育‐対処‐相談モデル」．MARTA、九：一八―二一、二〇一一
(21) 渡部和成、堤祐一郎：Aripiprazole 内用液と心理教育による統合失調症治療が服薬アドヒアランスの確立に効果的であった統合失調症入院患者の一例．臨床精神薬理、一二：二一七五―二一八一、二〇〇九

おわりに

本書を読んでいただき有難うございました。

患者さんの統合失調症からの回復には、患者さん自身の努力だけでは十分ではなく、ご家族の力が大きな助けとなるということをお分かりいただけましたでしょうか。

ご家族が統合失調症という病気を正しく理解し、病気を受け入れ、患者さんを回復へ向かってうまく支えていけるようになることが、患者さんの病からの回復には欠かせないことだということを是非忘れないでください。

ご家族が変われた分だけ、患者さんも変われ、救われるだろうと思います。

患者さんのご家族への信頼と家庭での安心が高まれば、患者さんは病識をうまく獲得でき、獲得した病識を強化し維持していくことができるようになるでしょう。

そうなれば、患者さんとご家族の人生は、きっと素晴らしいものになるだろうと思います。

ご家族は、本書で紹介した「教育－対処－相談モデル」で統合失調症治療を理解して、病からの回復に向かって日々「10の鉄則」を確認しながら、患者さんとの日常生活を送るように心掛けましょう。

ご家族のみなさん！　患者さんが統合失調症に打ち勝ち回復できるように、患者さんとの二人三脚で、諦めず頑張り続けましょう！

本書の出版にあたり、適切なご助言と変わらぬご支援を賜った星和書店の石澤雄司社長と編集部の桜岡さおり氏に心より感謝致します。

最後になりましたが、読者の皆様からの本書への忌憚《きたん》のないご意見ご感想をいただければ幸いに存じます。

平成二十三年六月

渡部和成

⚠ 注意

以下は付録のページです。

付録「クライエント・パス」「リカバリー・パス」は横組みになっていますので、後ろのページから読み進めてください。

はじめに

『クライエント・パス』（あなたの歩《あゆ》む回復への道《みち》）は、あなたとチーム医療《いりょう》スタッフが協力《きょうりょく》して心《こころ》の病《やまい》からの回復を図《はか》って行《い》くための道しるべです。

あなたの治療目標を一緒《いっしょ》に考《かんが》えることから始《はじ》め、この道のりのどこに自分《じぶん》がいるのかを確《たし》かめながら、あなたの家族と共《とも》に回復へ向《む》かって進《すす》みましょう。

この冊子の使《つか》い方《かた》

1 3ヵ月以内《いない》の退院《たいいん》をひとつの目標としています。
2 入院期間《きかん》を、初期（入院～3週目《しゅうめ》まで）回復前期（4週目～8週目まで）回復後期（9週目～12週目まで）の3つの期間に分《わ》けて、治療の段階《だんかい》を考えています。

入院期間（3ヵ月以内）

初期	回復前期	回復後期
入院～3週目	4週目～8週目	9週目～12週目

3 スタッフと相談しながら、この冊子に自分で書《か》き入《い》れて行きましょう。
4 疑問《ぎもん》に思《おも》ったことや分《わ》からないことは、いつでもスタッフに聞《き》いてください。

あなたの入院治療の目標

①

②

③

✿4つの大切《たいせつ》なこと

1. 心の病からおこる症状《しょうじょう》を理解《りかい》しよう。
2. 心の病を治《なお》す薬《くすり》の役割を理解しよう。
3. 心の病からおこる障害《しょうがい》(生活《せいかつ》のしづらさ)を知《し》り、色々《いろいろ》な治療法や対処《たいしょ》法を学《まな》ぼう。
4. 心の病での再《さい》入院の防《ふせ》ぎ方《かた》を学ぼう。
   ※薬を飲《の》むだけでは十分《じゅうぶん》ではありません。

✿担当治療スタッフ

● 専門《せんもん》のスタッフがチームを組《く》んであなたの回復をお手伝《てつだ》いします。

医《い》　師《し》	
看護師《かんごし》	
精神保健福祉士《せいしんほけんふくしし》	
臨床心理士《りんしょうしんりし》	
薬剤師《やくざいし》	
作業療法士《さぎょうりょうほうし》	
音楽療法士《おんがくりょうほうし》	
レクリエーションワーカー	
栄養士《えいようし》	

スタッフの役割紹介《やくわりしょうかい》

医師とは…

医療チームのリーダーで、薬物《やくぶつ》療法と精神療法によりあなたの回復をお手伝いします。

看護師とは…

看護を必要《ひつよう》とするあなたに、精神的《せいしんてき》、身体的《しんたいてき》、社会的側面《しゃかいてきそくめん》から手助《てだす》けを行《おこな》います。

精神保健福祉士とは…

病気《びょうき》によって生《しょう》じる様々《さまざま》な悩《なや》みや困難《こんなん》(家族関係《かんけい》、経済的問題《けいざいてきもんだい》など)をあなたと
一緒に考えます。また、社会資源《しゃかいしげん》のご案内《あんない》、退院に向けての準備《じゅんび》をお手伝いします。

臨床心理士とは…

心理検査《けんさ》を行い、あなたの性格《せいかく》や心の状態《じょうたい》を理解して治療に役立《やくだ》てます。

薬剤師とは…

薬のスペシャリストとして、薬の効果《こうか》や副作用《ふくさよう》をチェックし、
あなたの疑問にお答《こた》えします。薬に関《かん》するあらゆるサポートをします。

作業療法士とは…

身近《みぢか》な活動《かつどう》(作業)を治療に用《もち》いて、あなたが早《はや》く健康的《けんこうてき》な生活を取《と》り戻《もど》せるように
お手伝いします。

音楽療法士とは…

あなたと一緒に、音《おと》や音楽を用いた体験《たいけん》を行います。
それを通《とお》して、あなたの心と体《からだ》がより良《よ》く整《ととの》うためのお手伝いをします。

レクリエーションワーカーとは…

レクリエーションを介《かい》して緊張《きんちょう》を和《やわ》らげたり、意欲《いよく》を引《ひ》き出《だ》してもらったりして
あなたの病状《びょうじょう》回復のお手伝いをします。

栄養士とは…

毎日《まいにち》の食事《しょくじ》に喜《よろこ》びと楽《たの》しみを感《かん》じて頂《いただ》けるように栄養バランスのとれた
おいしい献立《こんだて》を考えて調理《ちょうり》します。
あなたの病状や必要に応《おう》じて食事内容《ないよう》を検討《けんとう》し、栄養指導《しどう》を行います。

入院後1週間まで

入院直後《ちょくご》の検査・治療を不安《ふあん》なく受《う》けることができましたか。

☑のようにチェックをしましょう。

入院後1週間まで	
説明《せつめい》と検査	□ 入院の告知《こくち》・行動制限《こうどうせいげん》の説明を受けましたか。
	□ 病棟《びょうとう》オリエンテーションを受けましたか。
	□ 血液《けつえき》・尿《にょう》・レントゲン・CT・脳波《のうは》・心電図《しんでんず》の検査を受けましたか。
症状	□ 自分のいる場所《ばしょ》が分かりますか。
	□ 休息《きゅうそく》はとれていますか。
	□ イライラしませんか。
	□ 不安はありませんか。
日常《にちじょう》生活動作《どうさ》	□ 食事を摂《と》ることができますか。
	□ トイレを利用《りよう》することができますか。
	□ 入浴《にゅうよく》することができますか。
	□ 睡眠《すいみん》はとれていますか。
	□ うまく服薬《ふくやく》ができますか。

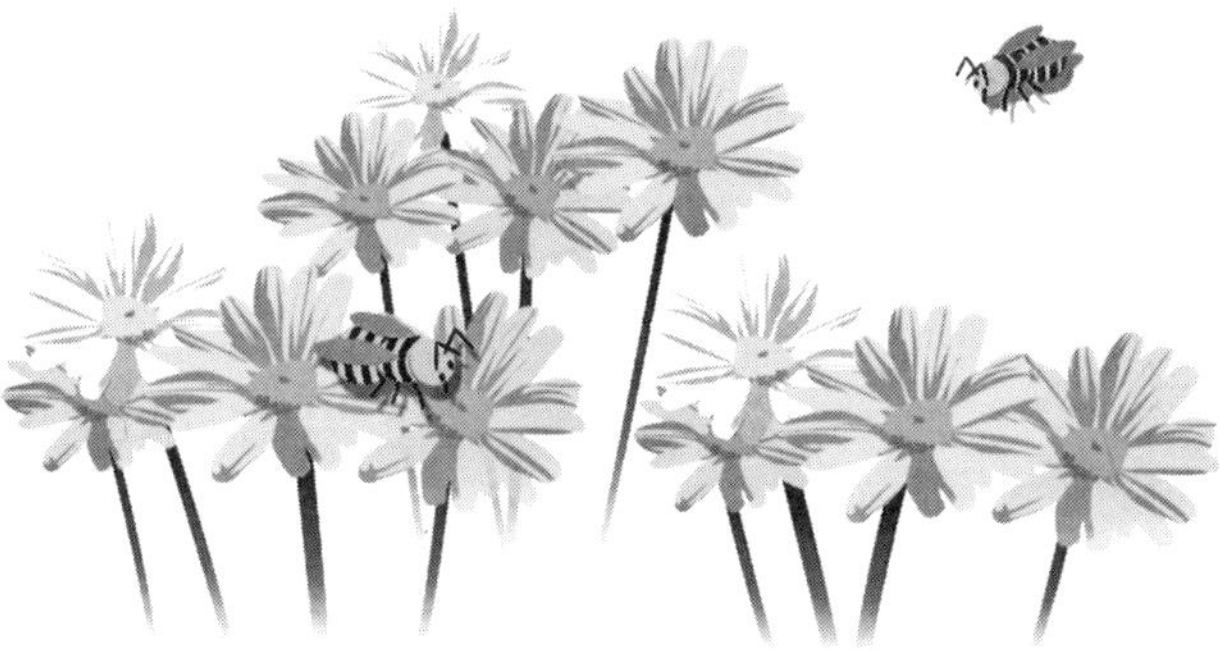

初期の目標

辛《つら》い精神症状が軽減《けいげん》し、援助《えんじょ》を受けて比較的安定《ひかくてきあんてい》した生活ができる。

初期（入院～3週目まで）

		評価			
		1週	週	週	週
	□ 現在《げんざい》のあなたの目標（　/　） （　　　　　　　　　　　　　　） □ 入院時《じ》カンファレンス（　/　） □ 看護面接《めんせつ》を受けましたか。	/	/	/	/
症状 0:はい 1:まあまあ 2:いいえ	□ 休息はとれていますか。				
	□ 幻聴《げんちょう》や妄想《もうそう》はありませんか。				
	□ 興奮《こうふん》したり攻撃《こうげき》的になったりすることはありませんか。				
	□ 何《なに》かに興味《きょうみ》を持《も》つことができますか。				
	□ 不安になることはありませんか。				
	□ 状況《じょうきょう》を理解して適切《てきせつ》な判断《はんだん》ができますか。				
	□ 気分《きぶん》が落《お》ち込《こ》むことはありませんか。				
	□ 感情《かんじょう》が不安定《ふあんてい》になることはありませんか。				
	□ 病気に対する自覚《じかく》（病識《びょうしき》）はありますか。				
日常生活動作 0:はい 1:まあまあ 2:いいえ	□ 身だしなみを整《ととの》えることができますか。				
	□ 水分《すいぶん》と食事は十分に摂れていますか。				
	□ トイレを利用することができますか。				
	□ 入浴することができますか。				
	□ 十分に眠《ねむ》れていますか。				
	□ 看護師と一緒に薬を確認《かくにん》して服薬できますか。				
サイコソーシャルプログラム 0:はい 1:いいえ	□（　　　　　　）に参加《さんか》していますか。				
	□（　　　　　　）に参加していますか。				
	□（　　　　　　）に参加していますか。				
	□（　　　　　　）に参加していますか。				
コメディカル治療 0:はい 1:いいえ	□ 作業療法・レクリエーション・音楽療法に参加していますか。				
精神保健福祉相談 0:はい 1:いいえ	□ 自分の入院形態《けいたい》を理解していますか。				
	□ 入院中《ちゅう》の不安や問題を相談できますか。				
評価《ひょうか》	**評価合計《ごうけい》**	/37	/37	/37	/37

初期のまとめ・課題《かだい》：

回復前期の目標

主《おも》な精神症状が消《き》え、日課《にっか》に沿《そ》ってまとまりのある生活ができる。

回復前期（4週目〜8週目まで）

		評価			
		週	週	週	週
	□ 現在のあなたの目標（ / ） （　　　　　　　　） □ 服薬教室《きょうしつ》に参加していますか。 □ 退院が計画《けいかく》されていますか。	/	/	/	/
症状 0:はい 1:まあまあ 2:いいえ	□ 幻聴や妄想はありませんか。				
	□ 興奮したり攻撃的になったりすることはありませんか。				
	□ 不安になることはありませんか。				
	□ 状況を理解して適切な判断ができますか。				
	□ 気分が落ち込むことはありませんか。				
	□ 感情が不安定になることはありませんか。				
	□ 病気に対する自覚（病識）はありますか。				
	□ 外出《がいしゅつ》（外泊《がいはく》）を始めていますか。				
日常生活動作 0:はい 1:まあまあ 2:いいえ	□ 身だしなみを整えていますか。				
	□ 食事を十分摂れていますか。				
	□ 便秘《べんぴ》時には薬の申《もう》し出《で》ができますか。				
	□ 入浴することができますか。				
	□ 寝《ね》つき・目覚《めざ》めは良いですか。				
	□ 自分の薬を確認して服薬していますか。				
サイコソーシャルプログラム 0:はい 1:いいえ	□（　　　　　　）に参加していますか。				
	□（　　　　　　）に参加していますか。				
	□（　　　　　　）に参加していますか。				
	□（　　　　　　）に参加していますか。				
	□（　　　　　　）に参加していますか。				
コメディカル治療 0:はい 1:いいえ	□ 作業療法・レクリエーション・音楽療法に参加していますか。				
精神保健福祉相談 0:はい 1:いいえ	□ 入院中の不安や問題を相談できますか。				
	□ 困《こま》っていることを家族に相談できますか。				
評価	評価合計	/36	/36	/36	/36

回復前期のまとめ・課題：

回復後期の目標

病気に対する自覚（病識）、病気かも知れないという感じ（病感《びょうかん》）を持ち、退院後の療養《りょうよう》生活をイメージできる。自分の問題を家族やスタッフに相談できる。

回復後期（9週目～12週目まで）

		評価			
		週	週	週	週
	□ 現在のあなたの目標（ / ） （ ） □ 退院時カンファレンス（ / ） □ 退院前訪問《ほうもん》指導（ / ）	/	/	/	/
症状 0:はい 1:まあまあ 2:いいえ	□ 幻聴や妄想とうまく付き合えていますか。				
	□ 不安を感じることはありませんか。				
	□ 気分が落ち込むことはありませんか。				
	□ うまく仲間と交流できていますか。				
	□ 状況を理解して適切な判断ができますか。				
	□ 病気に対する自覚（病識）はありますか。				
	□ 外出・外泊がうまくできていますか。				
日常生活動作 0:はい 1:まあまあ 2:いいえ	□ 身だしなみを整えていますか。				
	□ 楽しく食事ができますか。				
	□ 毎日排便《はいべん》はありますか。				
	□ 気《き》持《も》ちよく入浴ができますか。				
	□ 熟眠《じゅくみん》感がありますか。				
	□ 自己管理《じこかんり》で服薬ができますか。				
サイコソーシャルプログラム 0:はい 1:いいえ	□（ ）に参加していますか。				
	□（ ）に参加していますか。				
	□（ ）に参加していますか。				
	□（ ）に参加していますか。				
	□（ ）に参加していますか。				
コメディカル治療 0:はい 1:いいえ	□ 作業療法・レクリエーション・音楽療法に参加していますか。				
精神保健福祉相談 0:はい 1:いいえ	□ 退院への不安や問題を相談できますか。				
	□ 退院後の生活環境《かんきょう》は整っていますか。				
	□ 保健・福祉サービス利用の準備はできましたか。				
評価	**評価合計**	/35	/35	/35	/35

回復後期のまとめ・課題：

作業療法・レクリエーション療法・音楽療法

目標

初期	回復前期	回復後期
□ 不安を和らげる	□ 生活リズムを整える	□ 活動と休息のバランスを身につける
□ 楽しむ体験をする	□ 自分を表現《ひょうげん》する	□ 対人交流《たいじんこうりゅう》の練習《れんしゅう》をする
□ 気分転換《てんかん》・発散《はっさん》する	□ 基礎体力《きそたいりょく》の回復をさせる	□ 生活技能《ぎのう》の練習をする
□ 生活リズムを整える	□ 自信《じしん》をつける	□ 仲間作《なかまづく》りをする
□	□ 集中力《しゅうちゅうりょく》をつける	□ 趣味《しゅみ》を広《ひろ》げる
□	□	□

週間計画

初期（入院〜3週目）

	月《げつ》	火《か》	水《すい》	木《もく》	金《きん》	土《ど》
午前《ごぜん》						
午後《ごご》						

回復前期（4週目〜8週目）

	月	火	水	木	金	土
午前						
午後						

回復後期（9週目〜退院）

	月	火	水	木	金	土
午前						
午後						

精神保健福祉相談

日常生活の中で困っていることはありませんか。
（入院中の不安、家族関係、経済的問題など）

Q 相談したいこと

A 相談して分かったこと

退院に向けての不安や問題、課題《かだい》は何ですか。

Q 相談したいこと

A 相談して分かったこと

必要な保健・福祉サービス

- □ 自立支援医療制度《じりつしえんいりょうせいど》（精神通院《つういん》）
- □ 障害者手帳《しょうがいしゃてちょう》（精神保健福祉手帳）
- □ ホームヘルプサービス
- □ 訪問看護
- □ その他《た》（　　　　　　）

家族チェック欄《らん》

		3週	6週	9週	12週
0:はい 1:いいえ	□ 家族教室に参加していますか。				
	□ 病気の理解はできましたか。				
	□ ゆとりはできましたか。				
	□ 看護面接・精神保健福祉士面接を受けていますか。				

あなたの週間予定表

※書き替《か》えることができるように鉛筆《えんぴつ》で書きましょう。

	午前《ごぜん》	午後《ごご》
月		
火		
水		
木		
金		
土		
日		

リカバリー・パス

— 社会参加とQOLの向上を目指して —

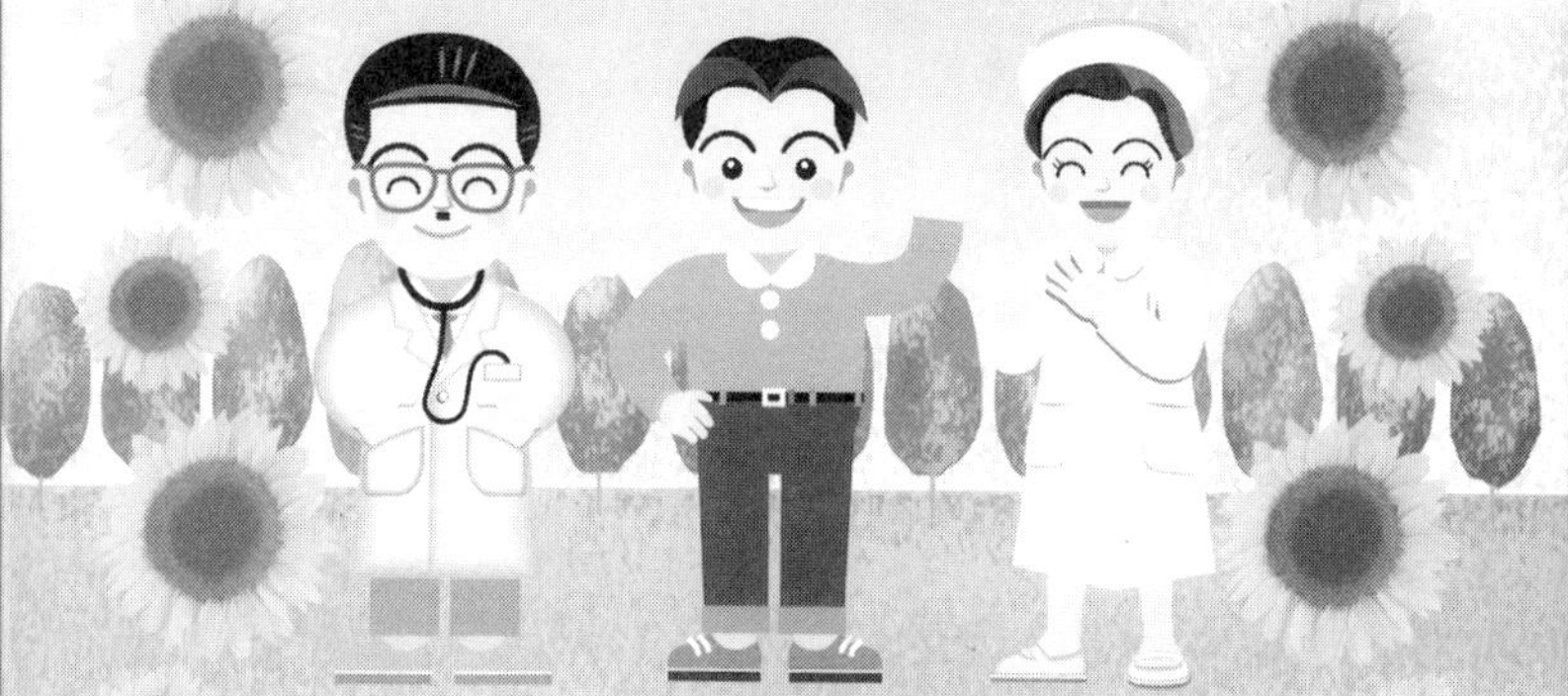

開始年月日:　　　年　　　月　　　日

氏　　　名:

もくじ

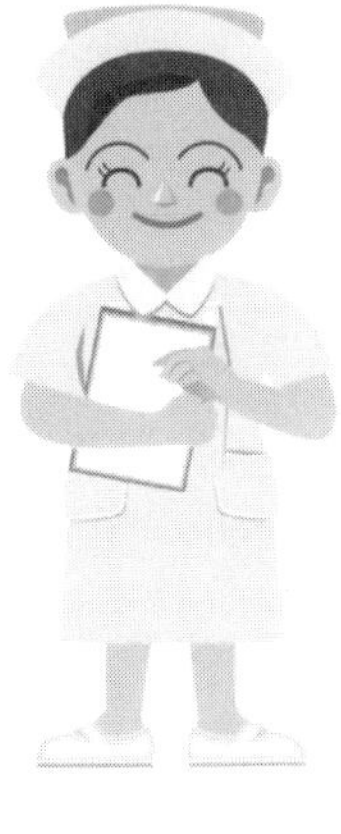

はじめに

このリカバリー・パスは、統合失調症に負けずにがんばっているみなさんをサポートするためのコミュニケーション用ツールです。

目標は、リカバリー(病気からの回復)であり、主体的に社会参加できるようになることと、QOL(生活の質)の向上であろうと思います。その目標を達成するためには、健康・日常生活・治療の3つがうまく保たれていることが重要です。

リカバリー・パスでは、患者さんが自ら評価するようになっています。

退院した後、リカバリーに向かうプロセスをⅠ.再入院防止期、Ⅱ.社会参加初期、Ⅲ.社会参加維持期の3期に分けて、主治医や医療スタッフと相談しながら健康・日常生活・治療の3要素についてチェックし、がんばっていきましょう。

リカバリーに向けて、スタッフの力を借りながら一歩一歩進んで行きましょう。

4つの大切なこと

①心の病からおこる症状を理解しよう
②心の病を治す薬を理解しよう
③心の病からおこる障害（生活のしづらさ）を知り、いろいろな治療法や対処法を学ぼう
④心の病での再入院の防ぎ方を学ぼう

担当治療スタッフ

専門の治療スタッフが、チームを組んであなたの回復のお手伝いをします。
下欄に名前を書きましょう。

かかりつけの病院	
主治医	
ケースワーカー	
訪問看護ステーション	
訪問看護師	
利用している社会資源・治療プログラム①	
担当者	
利用している社会資源・治療プログラム②	
担当者	
その他（　　　　　　　　）	

パスの使い方

1. 回復の道のりを退院後１年間チェックします。

2. １年を再入院防止期（3ヵ月）、社会参加初期（3ヵ月）、社会参加維持期（6ヵ月）の3期に分けています。

3. あなたの回復を援助してくれるスタッフと相談しながら、あなたが主体的にチェック（評価）して下さい。

4. どの期も、健康・日常生活・治療の3要素についての20項目を評価します。各項目につき0点、1点、2点の3段階で評価します。評価点の合計を出しますが、何点で合格ということはありません。評価点の合計が減っていくことが良いと考えましょう。

5. 何度でも書き直せるように、鉛筆で書き入れましょう。

各期の目標

Ⅰ. 再入院防止期

Ⅱ. 社会参加初期

Ⅲ. 社会参加維持期

Ⅰ.再入院防止期

（退院後～3ヵ月）

統合失調症の治療では、再発・再入院を防ぐことが大切です。退院後の3ヵ月間の過ごし方が、そのポイントになります。無理することなく、家族・スタッフ・仲間を信頼し、安心して生活できるようにしましょう。

健康・日常生活・治療で大事なことを20項目にまとめました。毎回、以下の20項目（40点満点）について3段階（0：はい、1：まあまあ、2：いいえ）で評価しましょう。何点で合格ということはありません。合計点数が減っていくことが良いとします。

	退院後月数	1ヵ月目				2ヵ月目				3ヵ月目			
	評価日	／	／	／	／	／	／	／	／	／	／	／	／
健康	幻覚や妄想とうまく付き合えていますか(注1)												
	不安を感じることはありませんか												
	気分が落ち込むことはありませんか												
	人（家族や仲間）とうまく交流できていますか												
	外出していますか												
	状況を理解して適切な判断ができていますか												
	病気に対する自覚（病識）はありますか												
日常生活	日課を作ってリズムよく生活できていますか												
	趣味を持って楽しめていますか												
	身だしなみを整えていますか												
	楽しく食事ができていますか												
	やせすぎたり、太りすぎたりしていませんか												
	毎日排便はありますか(注2)												
	うまく入浴できてますか												
	睡眠は十分に取れていますか												
治療	うまく通院・通所できていますか												
	きちんと服薬できていますか(注3)												
	薬に不安はありませんか												
	薬の副作用はありませんか												
	主治医やスタッフとうまく相談できていますか												
	評価合計	／40	／40	／40	／40	／40	／40	／40	／40	／40	／40	／40	／40

(注1)幻覚・妄想のない方は、「はい」としてください。
(注2)毎日でなくても規則的に排便のある方は、「はい」としてください。
(注3)デポ剤のみの方は、「はい」としてください。

Ⅱ.社会参加初期

（4ヵ月～6ヵ月）

あなたが、退院後の3ヵ月間を再入院せずにがんばって来たことに敬意を表します。これからは、社会参加に向けての足固めです。家族やスタッフと相談しながら、ゆっくり進みましょう。
毎回、以下の20項目（40点満点）について3段階（0：はい、1：まあまあ、2：いいえ）で評価しましょう。何点で合格ということはありません。合計点数が減っていくことが良いとします。

	退院後月数	4ヵ月目				5ヵ月目				6ヵ月目			
	評価日	／	／	／	／	／	／	／	／	／	／	／	／
健康	幻覚や妄想とうまく付き合えていますか(注1)												
	不安を感じることはありませんか												
	気分が落ち込むことはありませんか												
	人（家族や仲間）とうまく交流できていますか												
	外出していますか												
	状況を理解して適切な判断ができていますか												
	病気に対する自覚（病識）はありますか												
日常生活	日課を作ってリズムよく生活できていますか												
	趣味を持って楽しめていますか												
	身だしなみを整えていますか												
	楽しく食事ができていますか												
	やせすぎたり、太りすぎたりしていませんか												
	毎日排便はありますか(注2)												
	うまく入浴できてますか												
	睡眠は十分に取れていますか												
治療	うまく通院・通所できていますか												
	きちんと服薬できていますか(注3)												
	薬に不安はありませんか												
	薬の副作用はありませんか												
	主治医やスタッフとうまく相談できていますか												
	評価合計	／40	／40	／40	／40	／40	／40	／40	／40	／40	／40	／40	／40

(注1)幻覚・妄想のない方は、「はい」としてください。
(注2)毎日でなくても規則的に排便のある方は、「はい」としてください。
(注3)デポ剤のみの方は、「はい」としてください。

Ⅲ.社会参加維持期

（7ヵ月〜12ヵ月）

家族やスタッフと相談しながら、社会参加を続けていきましょう。少しずつ社会参加度を高められたら良いとしましょう。つらいときは、無理することなく、いつでも一歩後退して休みましょう。
毎回、以下の20項目（40点満点）について3段階（0：はい、1：まあまあ、2：いいえ）で評価しましょう。何点で合格ということはありません。合計点数が減っていくことが良いとします。

	退院後月数	7ヵ月目		8ヵ月目		9ヵ月目		10ヵ月目		11ヵ月目		12ヵ月目	
	評価日	/	/	/	/	/	/	/	/	/	/	/	/
健康	幻覚や妄想とうまく付き合えていますか(注1)												
	不安を感じることはありませんか												
	気分が落ち込むことはありませんか												
	人（家族や仲間）とうまく交流できていますか												
	外出していますか												
	状況を理解して適切な判断ができていますか												
	病気に対する自覚（病識）はありますか												
日常生活	日課を作ってリズムよく生活できていますか												
	趣味を持って楽しめていますか												
	身だしなみを整えていますか												
	楽しく食事ができていますか												
	やせすぎたり、太りすぎたりしていませんか												
	毎日排便はありますか(注2)												
	うまく入浴できてますか												
	睡眠は十分に取れていますか												
治療	うまく通院・通所できていますか												
	きちんと服薬できていますか(注3)												
	薬に不安はありませんか												
	薬の副作用はありませんか												
	主治医やスタッフとうまく相談できていますか												
	評価合計	/40	/40	/40	/40	/40	/40	/40	/40	/40	/40	/40	/40

(注1)幻覚・妄想のない方は、「はい」としてください。
(注2)毎日でなくても規則的に排便のある方は、「はい」としてください。
(注3)デポ剤のみの方は、「はい」としてください。

お薬のページ

抗精神病薬（統合失調症のお薬）について書きましょう。

お薬は主に、飲み薬とデポ剤とがあります。飲み薬は携帯性に優れていますが、毎日きちんと服薬する必要があります。デポ剤では、薬の服用は必要ありません。

あなたの好きな剤形で治療することが、お薬の継続に重要なことです。

また、副作用として（よだれ、ふるえ、のどの渇き、便秘、めまい、体重増加、生理不順、乳汁漏出）などがあります。

気になることがあったら、すぐに相談して下さい。

日付	薬剤名、剤形	薬の効果	副作用
/	薬剤 （　　　　　　　　　　） 剤形（錠剤・粉薬・液剤・デポ剤）	良い 良くないときがある 良くない	無 有（　　　　　　）
/	薬剤 （　　　　　　　　　　） 剤形（錠剤・粉薬・液剤・デポ剤）	良い 良くないときがある 良くない	無 有（　　　　　　）
/	薬剤 （　　　　　　　　　　） 剤形（錠剤・粉薬・液剤・デポ剤）	良い 良くないときがある 良くない	無 有（　　　　　　）
/	薬剤 （　　　　　　　　　　） 剤形（錠剤・粉薬・液剤・デポ剤）	良い 良くないときがある 良くない	無 有（　　　　　　）
/	薬剤 （　　　　　　　　　　） 剤形（錠剤・粉薬・液剤・デポ剤）	良い 良くないときがある 良くない	無 有（　　　　　　）
/	薬剤 （　　　　　　　　　　） 剤形（錠剤・粉薬・液剤・デポ剤）	良い 良くないときがある 良くない	無 有（　　　　　　）
/	薬剤 （　　　　　　　　　　） 剤形（錠剤・粉薬・液剤・デポ剤）	良い 良くないときがある 良くない	無 有（　　　　　　）

日付	薬剤名、剤形	薬の効果	副作用
/	薬剤 (　　　　　　　　　　　) 剤形(錠剤・粉薬・液剤・デポ剤)	良い 良くないときがある 良くない	無 有(　　　　　　)
/	薬剤 (　　　　　　　　　　　) 剤形(錠剤・粉薬・液剤・デポ剤)	良い 良くないときがある 良くない	無 有(　　　　　　)
/	薬剤 (　　　　　　　　　　　) 剤形(錠剤・粉薬・液剤・デポ剤)	良い 良くないときがある 良くない	無 有(　　　　　　)
/	薬剤 (　　　　　　　　　　　) 剤形(錠剤・粉薬・液剤・デポ剤)	良い 良くないときがある 良くない	無 有(　　　　　　)
/	薬剤 (　　　　　　　　　　　) 剤形(錠剤・粉薬・液剤・デポ剤)	良い 良くないときがある 良くない	無 有(　　　　　　)
/	薬剤 (　　　　　　　　　　　) 剤形(錠剤・粉薬・液剤・デポ剤)	良い 良くないときがある 良くない	無 有(　　　　　　)
/	薬剤 (　　　　　　　　　　　) 剤形(錠剤・粉薬・液剤・デポ剤)	良い 良くないときがある 良くない	無 有(　　　　　　)
/	薬剤 (　　　　　　　　　　　) 剤形(錠剤・粉薬・液剤・デポ剤)	良い 良くないときがある 良くない	無 有(　　　　　　)
/	薬剤 (　　　　　　　　　　　) 剤形(錠剤・粉薬・液剤・デポ剤)	良い 良くないときがある 良くない	無 有(　　　　　　)

日付	薬剤名、剤形	薬の効果	副作用
/	薬剤 (　　　　　　　　　　) 剤形(錠剤・粉薬・液剤・デポ剤)	良い 良くないときがある 良くない	無 有(　　　　　　)
/	薬剤 (　　　　　　　　　　) 剤形(錠剤・粉薬・液剤・デポ剤)	良い 良くないときがある 良くない	無 有(　　　　　　)
/	薬剤 (　　　　　　　　　　) 剤形(錠剤・粉薬・液剤・デポ剤)	良い 良くないときがある 良くない	無 有(　　　　　　)
/	薬剤 (　　　　　　　　　　) 剤形(錠剤・粉薬・液剤・デポ剤)	良い 良くないときがある 良くない	無 有(　　　　　　)
/	薬剤 (　　　　　　　　　　) 剤形(錠剤・粉薬・液剤・デポ剤)	良い 良くないときがある 良くない	無 有(　　　　　　)
/	薬剤 (　　　　　　　　　　) 剤形(錠剤・粉薬・液剤・デポ剤)	良い 良くないときがある 良くない	無 有(　　　　　　)
/	薬剤 (　　　　　　　　　　) 剤形(錠剤・粉薬・液剤・デポ剤)	良い 良くないときがある 良くない	無 有(　　　　　　)
/	薬剤 (　　　　　　　　　　) 剤形(錠剤・粉薬・液剤・デポ剤)	良い 良くないときがある 良くない	無 有(　　　　　　)
/	薬剤 (　　　　　　　　　　) 剤形(錠剤・粉薬・液剤・デポ剤)	良い 良くないときがある 良くない	無 有(　　　　　　)

相談しましょう

日常生活で困っていることはありませんか。相談したいこと、聞きたいことはありませんか。

日付	相談相手	相談内容	相談結果
/			
/			
/			
/			
/			
/			
/			
/			

日付	相談相手	相談内容	相談結果
/			
/			
/			
/			
/			
/			
/			
/			
/			

日付	相談相手	相談内容	相談結果
/			
/			
/			
/			
/			
/			
/			
/			
/			

日付	相談相手	相談内容	相談結果
/			
/			
/			
/			
/			
/			
/			
/			
/			

月間予定表

通院、通所、訪問看護、デイケア、外出などの予定を書き入れましょう。

月

月	火	水	木	金	土	日
/	/	/	/	/	/	/
/	/	/	/	/	/	/
/	/	/	/	/	/	/
/	/	/	/	/	/	/
/	/	/	/	/	/	/

月

月	火	水	木	金	土	日
/	/	/	/	/	/	/
/	/	/	/	/	/	/
/	/	/	/	/	/	/
/	/	/	/	/	/	/
/	/	/	/	/	/	/

月

月	火	水	木	金	土	日
/	/	/	/	/	/	/
/	/	/	/	/	/	/
/	/	/	/	/	/	/
/	/	/	/	/	/	/
/	/	/	/	/	/	/

月

月	火	水	木	金	土	日
/	/	/	/	/	/	/
/	/	/	/	/	/	/
/	/	/	/	/	/	/
/	/	/	/	/	/	/
/	/	/	/	/	/	/

月

月	火	水	木	金	土	日
/	/	/	/	/	/	/
/	/	/	/	/	/	/
/	/	/	/	/	/	/
/	/	/	/	/	/	/
/	/	/	/	/	/	/

月

月	火	水	木	金	土	日
/	/	/	/	/	/	/
/	/	/	/	/	/	/
/	/	/	/	/	/	/
/	/	/	/	/	/	/
/	/	/	/	/	/	/

月

月	火	水	木	金	土	日
/	/	/	/	/	/	/
/	/	/	/	/	/	/
/	/	/	/	/	/	/
/	/	/	/	/	/	/
/	/	/	/	/	/	/

月

月	火	水	木	金	土	日
/	/	/	/	/	/	/
/	/	/	/	/	/	/
/	/	/	/	/	/	/
/	/	/	/	/	/	/
/	/	/	/	/	/	/

月

月	火	水	木	金	土	日
/	/	/	/	/	/	/
/	/	/	/	/	/	/
/	/	/	/	/	/	/
/	/	/	/	/	/	/
/	/	/	/	/	/	/

月

月	火	水	木	金	土	日
/	/	/	/	/	/	/
/	/	/	/	/	/	/
/	/	/	/	/	/	/
/	/	/	/	/	/	/
/	/	/	/	/	/	/

月

月	火	水	木	金	土	日
/	/	/	/	/	/	/
/	/	/	/	/	/	/
/	/	/	/	/	/	/
/	/	/	/	/	/	/
/	/	/	/	/	/	/

月

月	火	水	木	金	土	日
/	/	/	/	/	/	/
/	/	/	/	/	/	/
/	/	/	/	/	/	/
/	/	/	/	/	/	/
/	/	/	/	/	/	/

もくじ

クライエント・パス

●●病からの回復に向けて●●

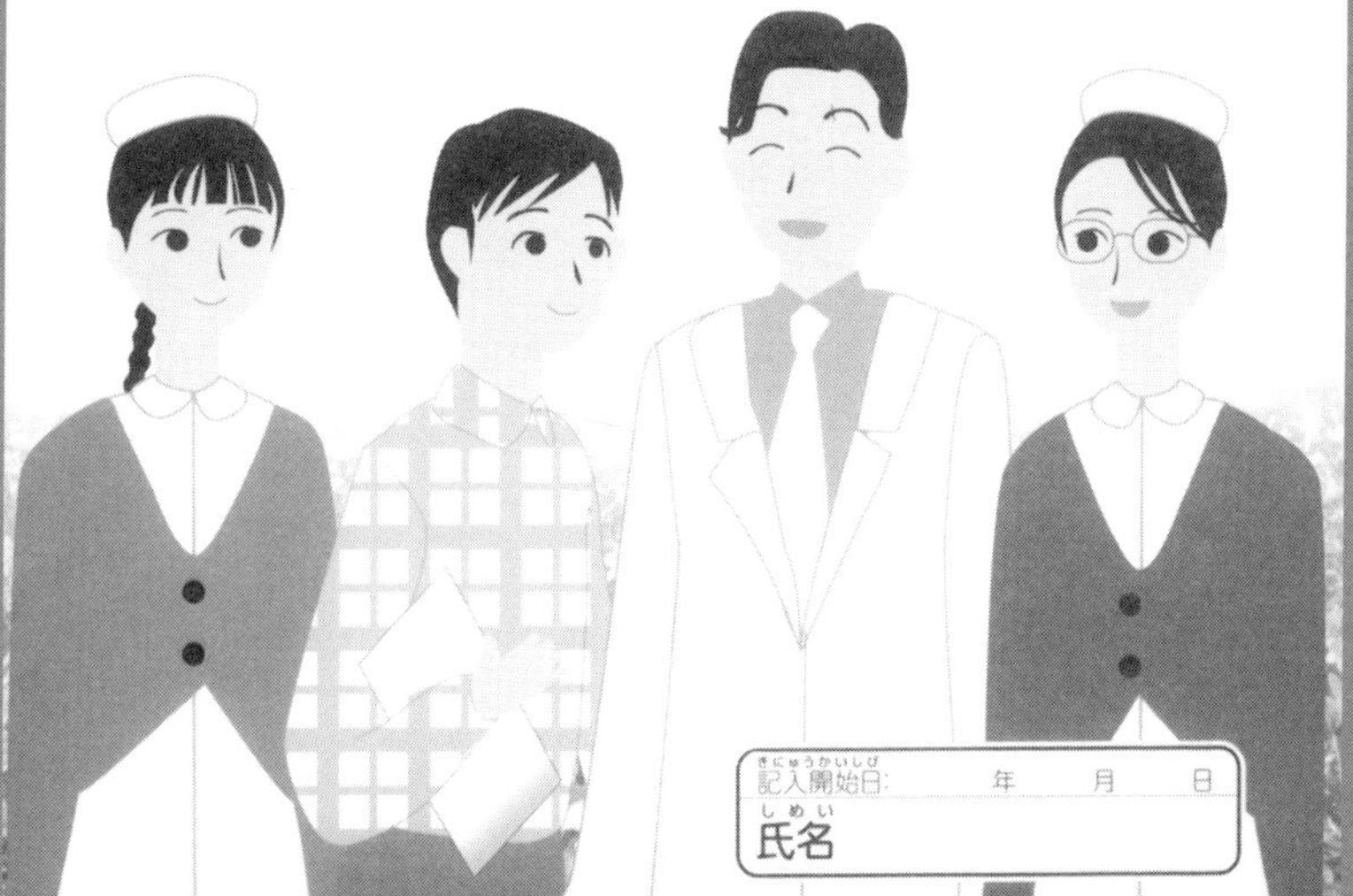

記入開始日《きにゅうかいしび》:　　年　　月　　日

氏名《しめい》

付　録

クライエント・パス
リカバリー・パス

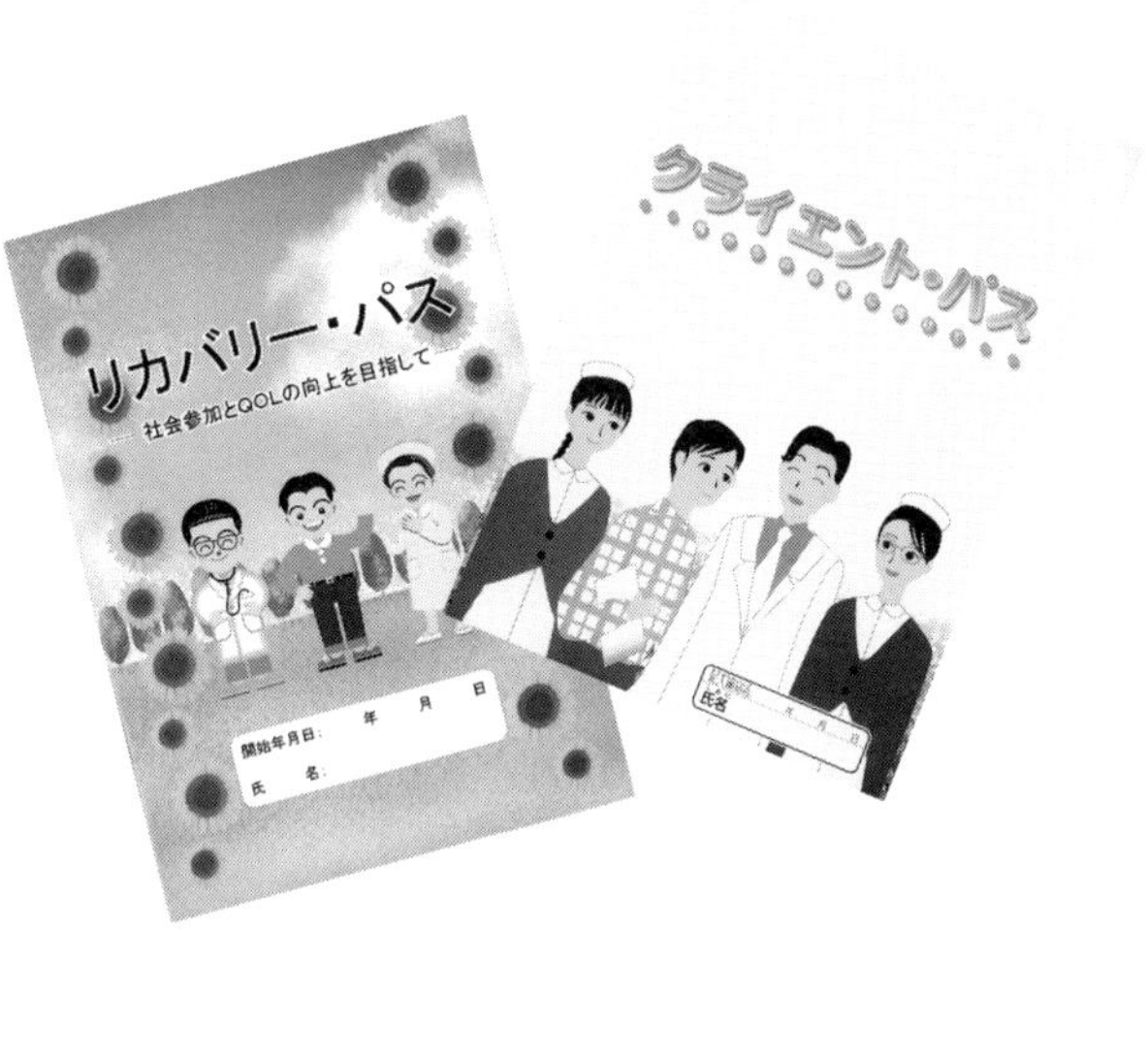

◆**著者略歴**

渡部和成（わたべ　かずしげ）

1951年愛知県生まれ。1977年3月名古屋市立大学医学部卒業。同年4月愛知学院大学歯学部助手（大脳生理学）、1982年12月同講師。この間の1981年から1982年、アメリカ・カリフォルニア工科大学生物学部リサーチフェロー（神経生物学）。1987年4月八事病院（愛知県）精神科医師、1997年9月同副院長。2009年4月恩方病院副院長（東京都）。2012年4月北津島病院院長代行（愛知県）となり現在に至る。

医学博士。専門は統合失調症治療。

著書に、『新しい統合失調症治療―患者と家族が主体のこころの医療』（アルタ出版、2006年）、『統合失調症をライトに生きる―精神科医からのメッセージ』（永井書店、2007年）、『統合失調症から回復するコツ―何を心がけるべきか』（星和書店、2009年）、『統合失調症に負けない家族のコツ―読む家族教室』（星和書店、2010年）、『図解決定版　統合失調症を乗り越える！　正しい知識と最新治療』（日東書院本社、2010年）、『統合失調症患者を支えて生きる家族たち』（星和書店、2012年）、『統合失調症からの回復に役立つ治療と日常生活のポイント』（星和書店、2012年）がある。

学術論文は、臨床精神薬理、精神科治療学、精神医学、臨床精神医学の4誌に多数発表している。

第4回臨床精神薬理賞優秀論文賞受賞（2008年）。

統合失調症からの回復を願う家族の10の鉄則

2011年9月7日　初版第1刷発行
2013年3月21日　初版第2刷発行

著　者　渡部和成
発行者　石澤雄司
発行所　株式会社星和書店
〒168-0074　東京都杉並区上高井戸1-2-5
電話　03（3329）0031（営業部）／03（3329）0033（編集部）
FAX　03（5374）7186（営業部）／03（5374）7185（編集部）
http://www.seiwa-pb.co.jp

Printed in Japan　ISBN978-4-7911-0784-1

統合失調症患者を支えて生きる家族たち

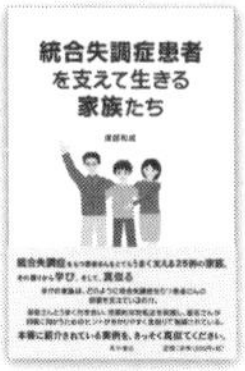

［著］渡部和成

四六判　160頁　1,500円

ほかの家族は、どのように統合失調症をもつ患者さんの回復を支えているのか。

統合失調症の患者さんを上手にサポートできるようになった家族。その「真似をする」ことが、家族が回復に向けての効果的な対処法を実践できるようになる近道である。
本書では、統合失調症をよく理解し患者さんとうまく付き合っている素晴らしい家族を25例紹介する。家族が体験から発したヒントとなる言葉は、わかりやすく色刷りで強調してある。患者さんの病からの回復のために、家族として大事な役割を学び、良い対処法を実践している家族の例を読んで、さっそく「真似」をしよう。

発行：星和書店　http://www.seiwa-pb.co.jp　価格は本体(税別)です

統合失調症に負けない家族のコツ

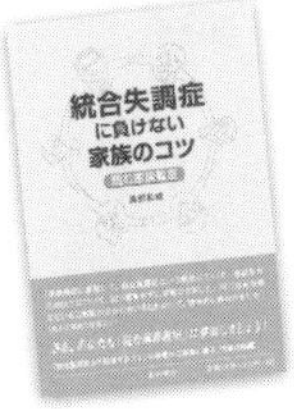

読む家族教室

［著］**渡部和成**

四六判　160頁　1,500円

さあ、あなたも「読む家族教室」に参加しましょう！

統合失調症から患者さんが回復するには、ご家族にもコツが必要です。さらに、ご家族自身が統合失調症に負けないコツを身につけることも重要です。本書は「読む家族教室」という読者参加型のスタイルをとり、統合失調症という病気について、適切な対応の仕方について、ライブの感覚で、生きた情報を伝えています。『統合失調症から回復するコツ』の著者がご家族に贈る、待望の続編。

発行：星和書店　http://www.seiwa-pb.co.jp　価格は本体(税別)です

ママは躁うつ病

んでもって 娘は統合失調症デス

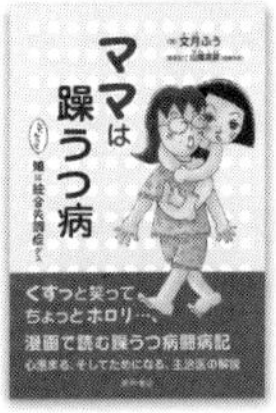

［著］文月ふう

［執筆協力］山国英彦（精神科医）

四六判　272頁　1,600円

漫画で読む躁うつ病体験記

10年にわたる躁うつ病の闘病体験をつづった漫画。ジェットコースターのような波乱に満ちた人生を歩んできた著者が治療過程をたどり、躁うつ病とはどういう病なのかを渾身の漫画で伝える。

躁うつ病の母（著者）と統合失調症の娘との関わりは、愛情あふれる思いとは裏腹に、病ゆえに葛藤がつきまとう。

診察場面が漫画でビビッドに綴られ、主治医による専門的な解説がある。漫画と解説とを見比べることで、治療者と患者がどんな対話をして、何を胸に秘めているのか、両者の思惑が垣間見られるのも魅力。

発行：星和書店　http://www.seiwa-pb.co.jp　価格は本体（税別）です